1週間だけ本気出して、スルッと20キロ減！

ケトン体質ダイエットコーチ

麻生れいみ式
ロカボダイエット

LOW CARBO DIET
（低糖質）

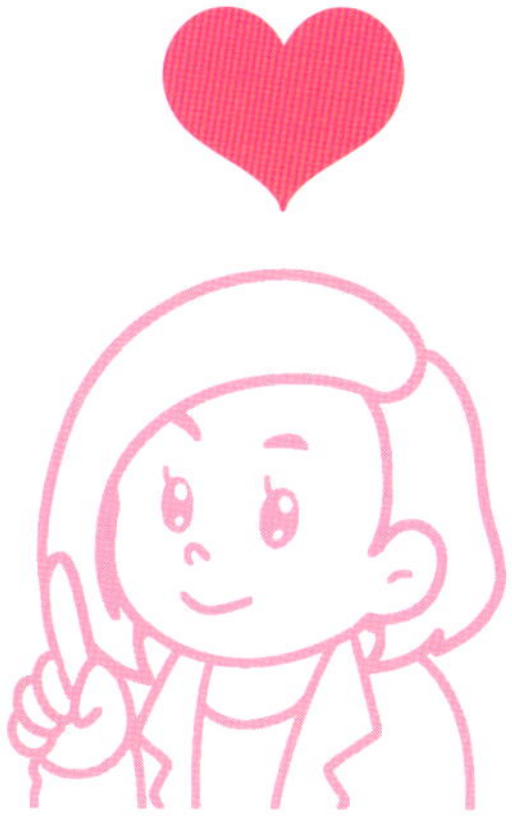

麻生れいみ

（管理栄養士／ケトン体質ダイエットコーチ）

こんにちは！　麻生れいみ、管理栄養士です。
突然ですが……
14年前（38歳）の私はこんな感じ！

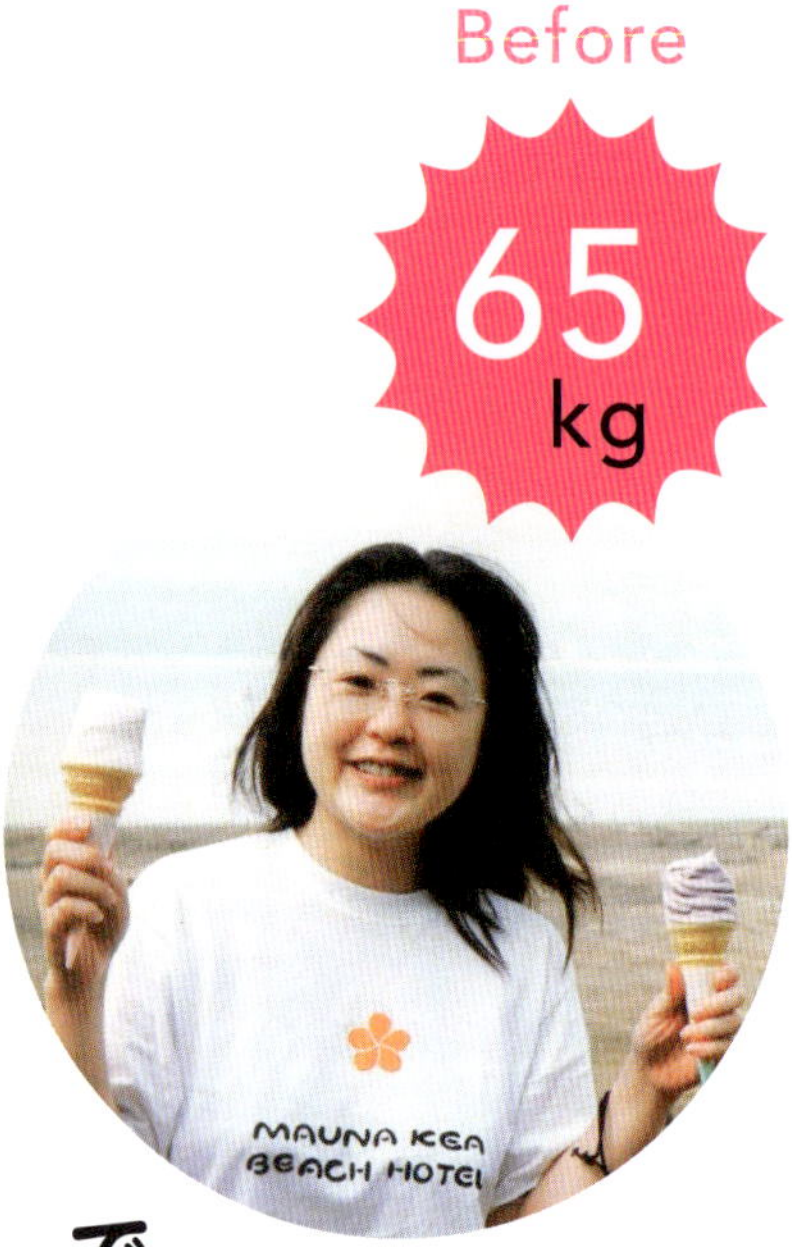
Before
65
kg
MAUNA KEA
BEACH HOTEL

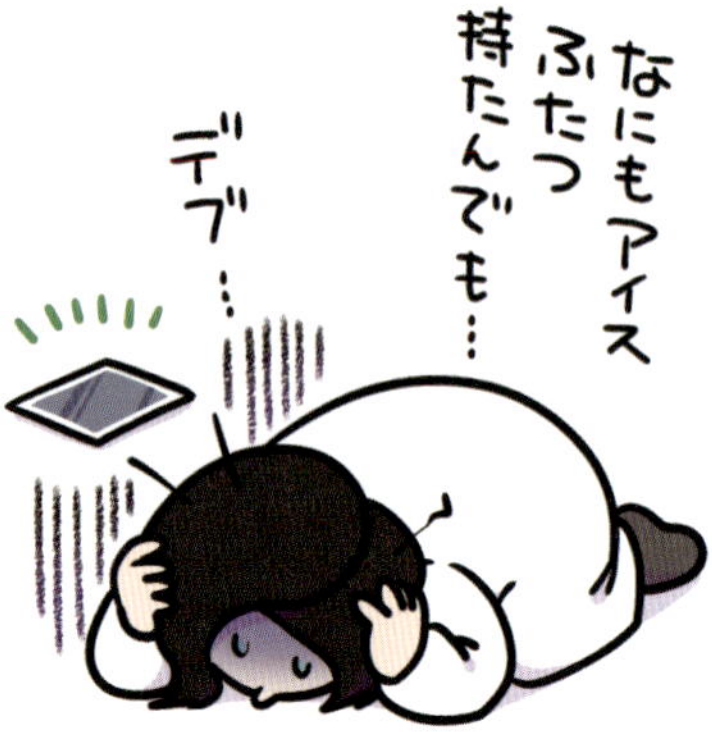
なにもアイス
ふたつ
持たんでも…
デブ…

でも、いまは……

After

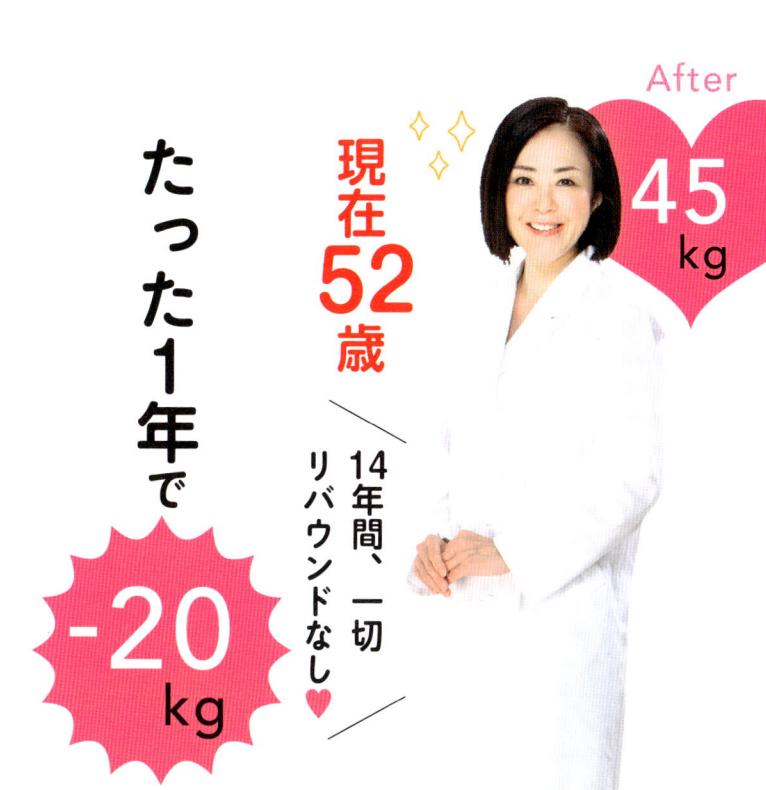

45kg

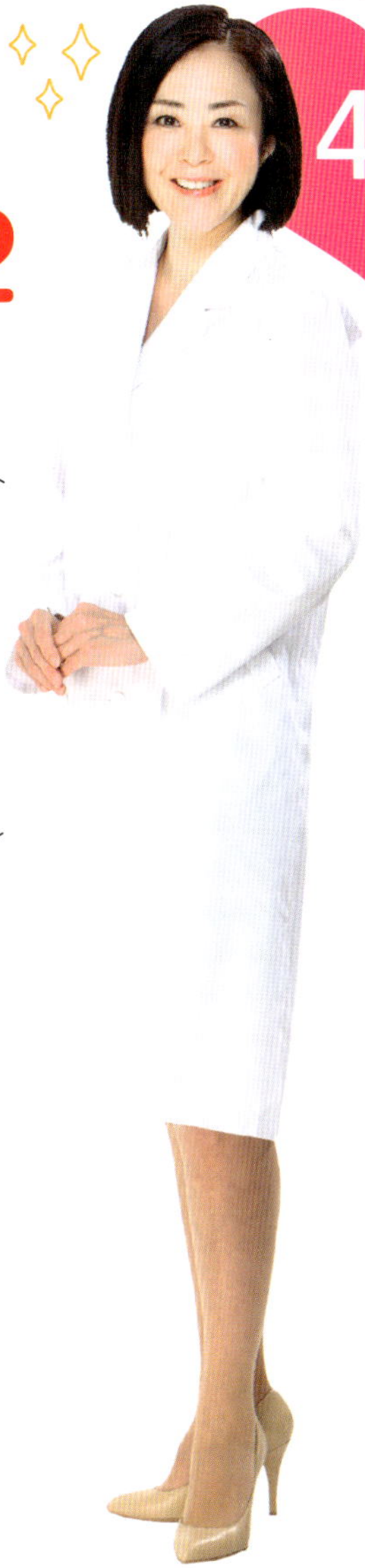

現在52歳

14年間、一切リバウンドなし♥

たった1年で

-20kg

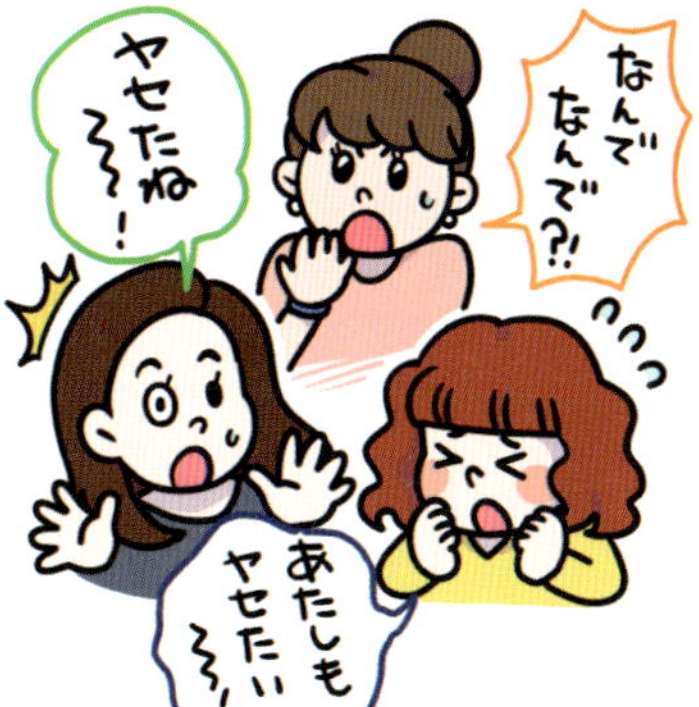

では、おデブだった私が
一体どうやってやせたのか!?
当時私は**豚しゃぶサラダ**に
はまっていて、
それを食べていれば満足だったけど、
その後、管理栄養士になるために
勉強してわかったの……。
当時私がやっていたことは
ロカボ《LOW CARBO》ダイエット
だったということが!

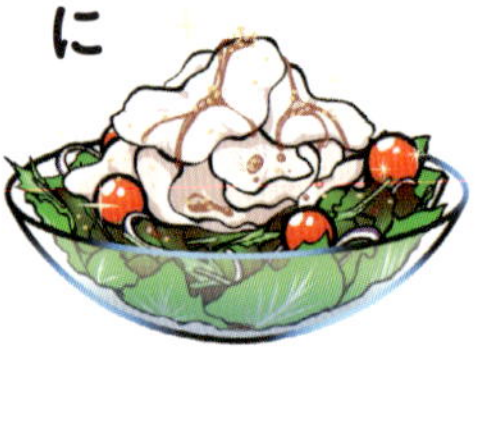

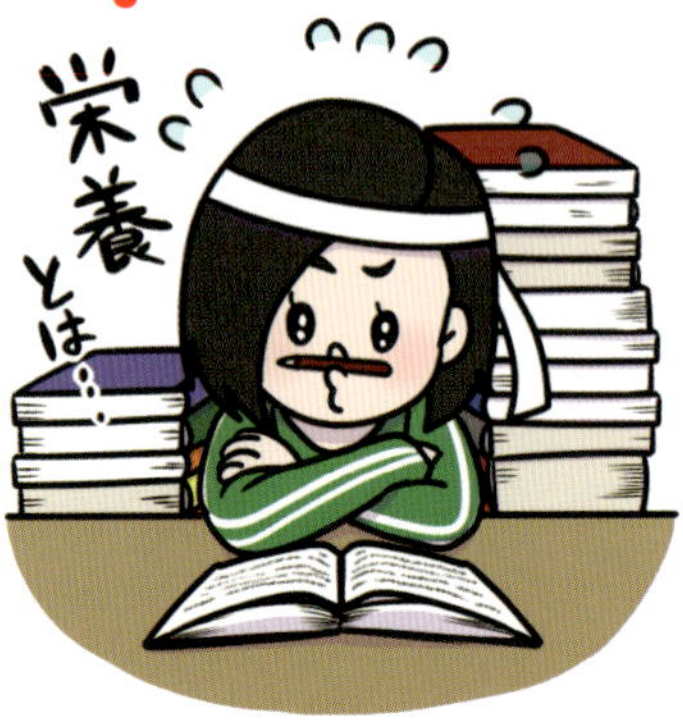

「ロカボ（低糖質）ダイエット」とは？

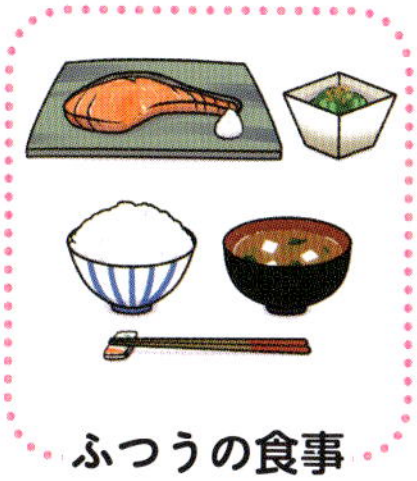

からご飯や根菜などの糖質を除いて、

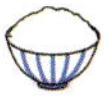

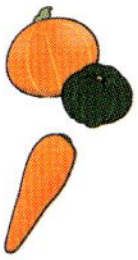

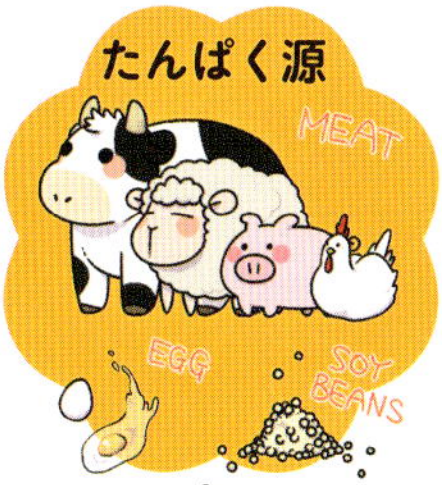

と

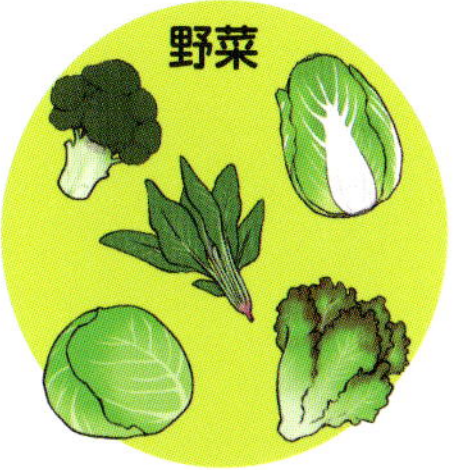

を足す。

と、ここまでは皆さんも知っている一般的な
「糖質オフダイエット」と違いないわよね。

でも、「麻生式ロカボ」は

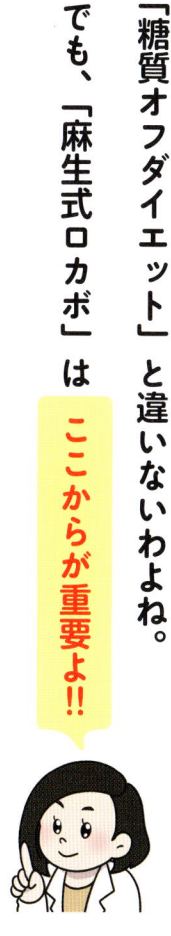

ここからが重要よ!!

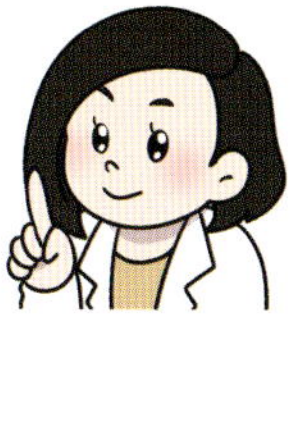

それは、「麻生式ロカボダイエット」では、

本気を出すのは
たった
1週間でいい

ってこと。

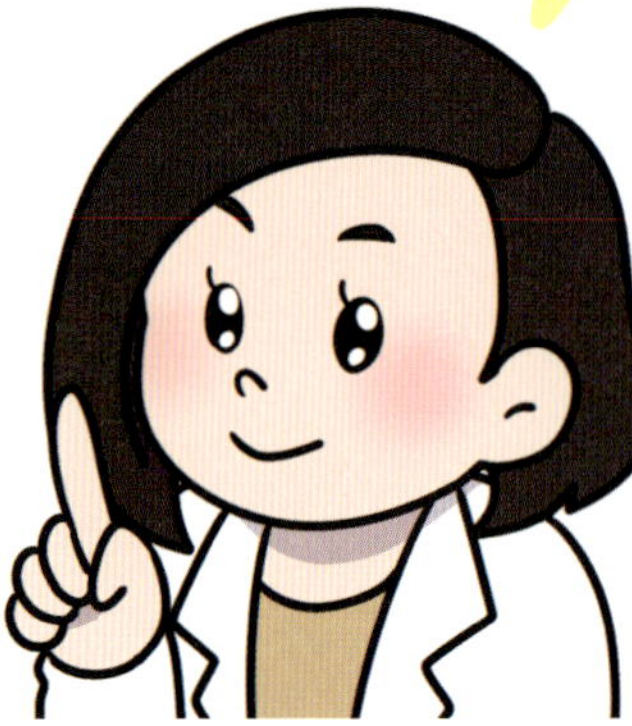

これは女子が「ロカボダイエット」を成功させる
最重要キーワードなんだけど
「糖質は、元カレと同じ」
と心得てほしいの。

1週間は、
ちょこちょこ連絡なんか
しちゃダメなの!!

〝カレ（糖質）〟を忘れるためには「断腸の思い」…ならぬ
「断糖の思い」で元カレ断ちするのよ！

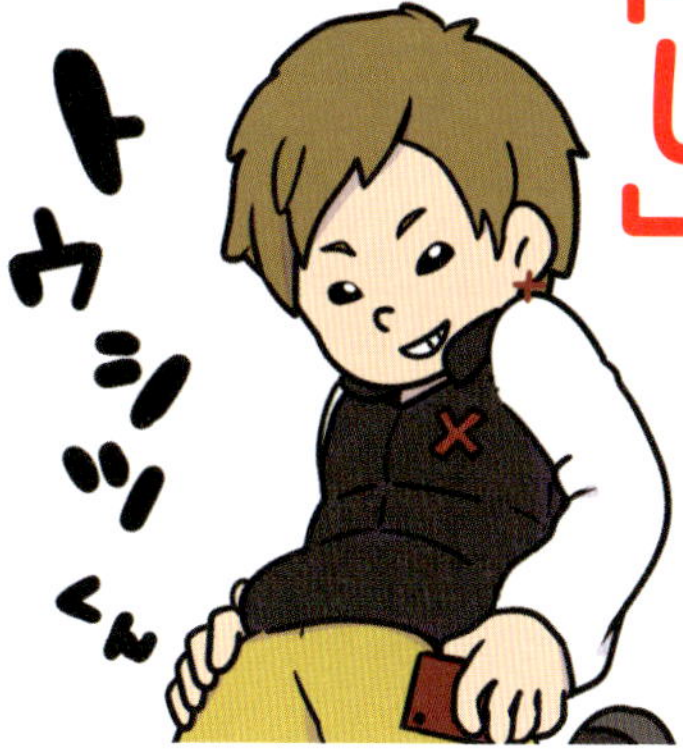

元カレ（糖質）との恋は、
それは刺激的であなたを夢中にさせてきたわ……。

でもね、冷静になって考えたら
感情の起伏の少ない
安定した男性と
結婚したいわよね。

じゃないと一生は添い遂げられないって、
みんな頭ではわかっているんだから。

ゲス男はダメ！

やっぱり真面目がいちばん！

私も、そんな糖質が
大好きだったわ……。
感情（血糖値）の起伏（上下）が
激しいほど燃えるものよね。

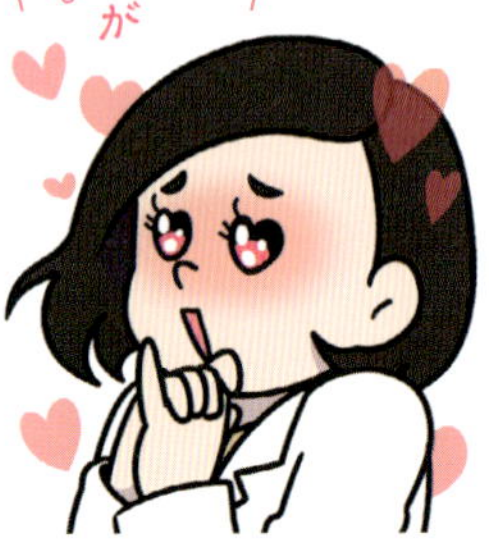

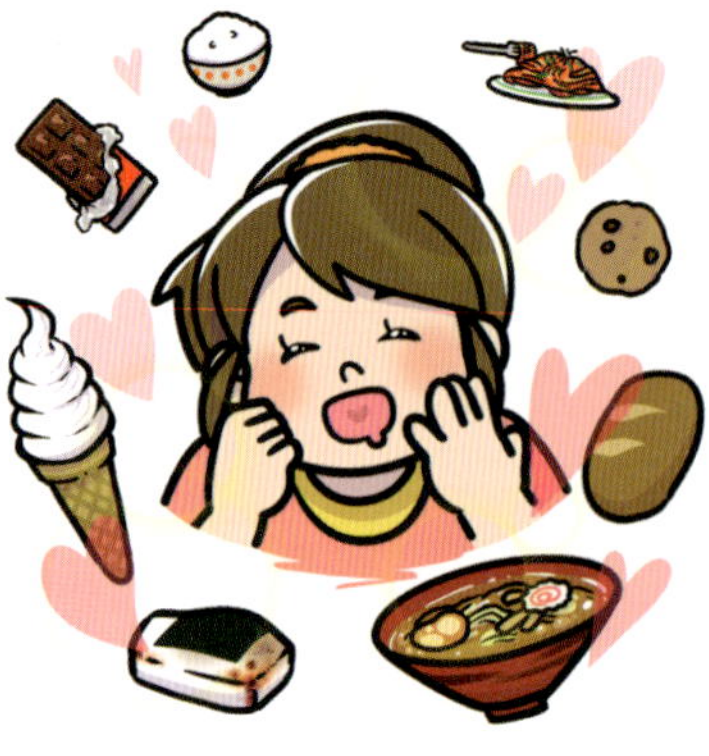

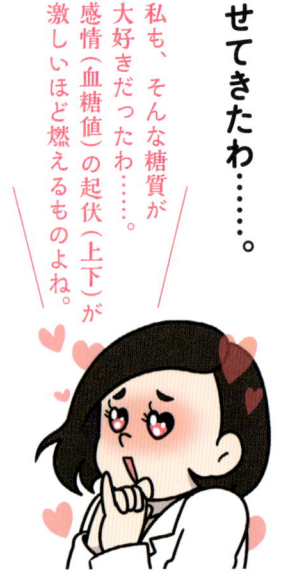

そう……そこなのよ！
今までの糖質オフは〝元カレと別れる＝糖質を抜く〟だけで、

〝新しいカレをつくる〟

という概念がなかったの。

次の目標もないのに、
好きだったカレは
忘れられないわ。
そりゃあ、
ヨリを戻したくなるのも
当たり前よ……。

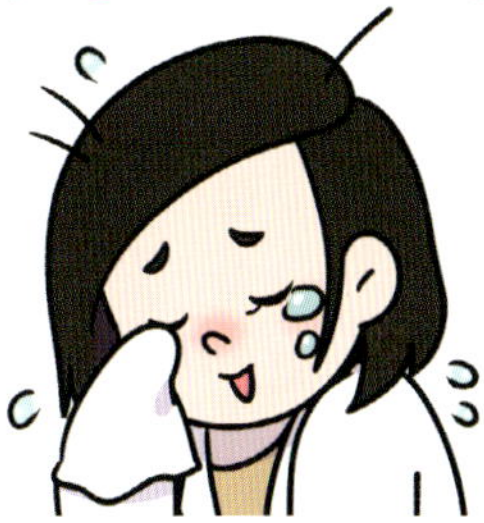

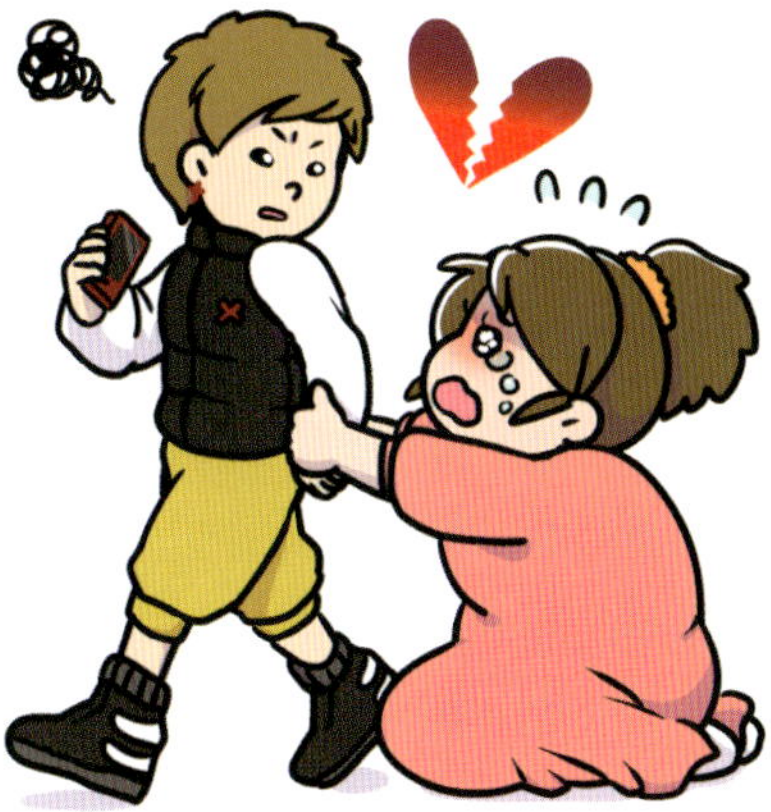

つ・ま・り！

1週間の元カレ断ち（断糖）をしつつ、
新しいカレとお付き合いしてもらう

それが、1週間でやせ体質に変えてしまう
「麻生式ロカボ」マジックなの！

さぁ、紹介するわ……。

新しいカレ！
「ケトン」くんよ！

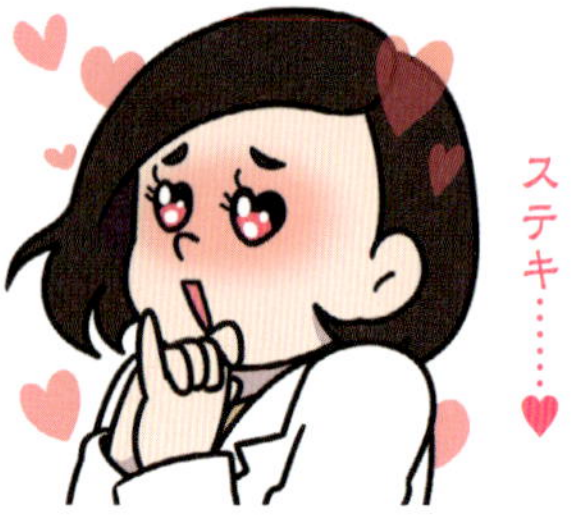

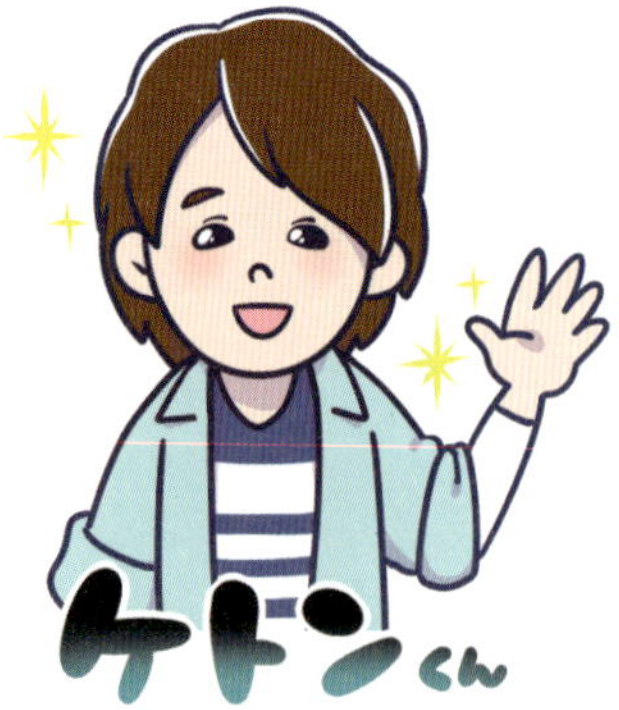

ほほほ、いきなりの登場で、あなたは誰？　って感じよね。
そこは焦らないで。
第1章で、ゆっくりカレの魅力を伝えるわ。
まぁ、ざっくりいうと「ケトン」くんと出逢うためには、

ただ単純に

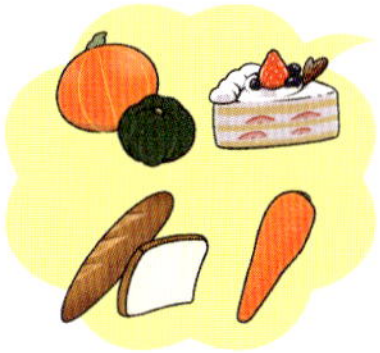

糖質を抜くだけじゃなくて、

たんぱく質とトレードオフ

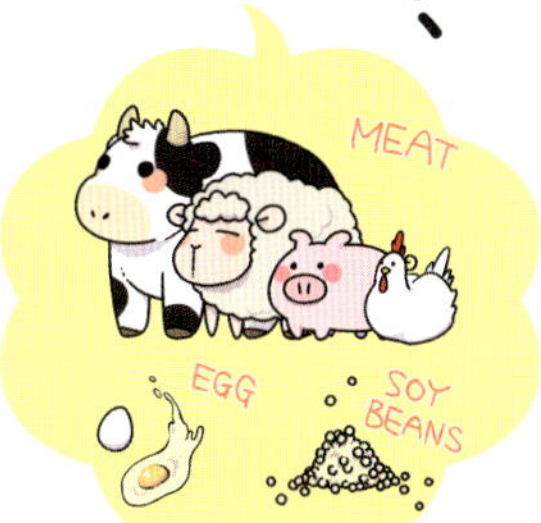

しないとダメっていうメソッドなの。
量にすると「1日手のひら2枚分」ほどの
たんぱく質が必要よ！

これまでの「糖質オフダイエット」って、
低糖質・糖質ゼロなどの
「引き算」が中心で
「ケトン体」を攻略するための
足し算の概念が弱かったの。

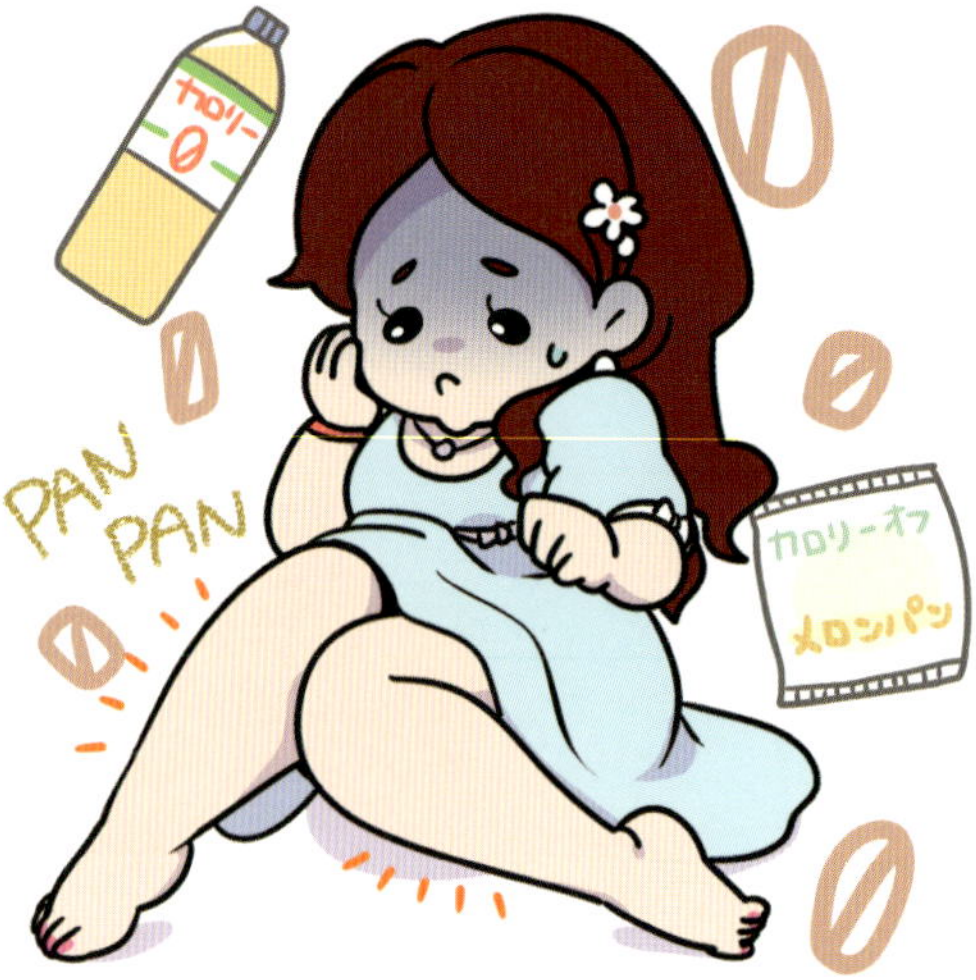

低糖質パンを食べて
自分をごまかしても
元カレの代替品を
探しているだけ。
心は糖に支配されたまま。

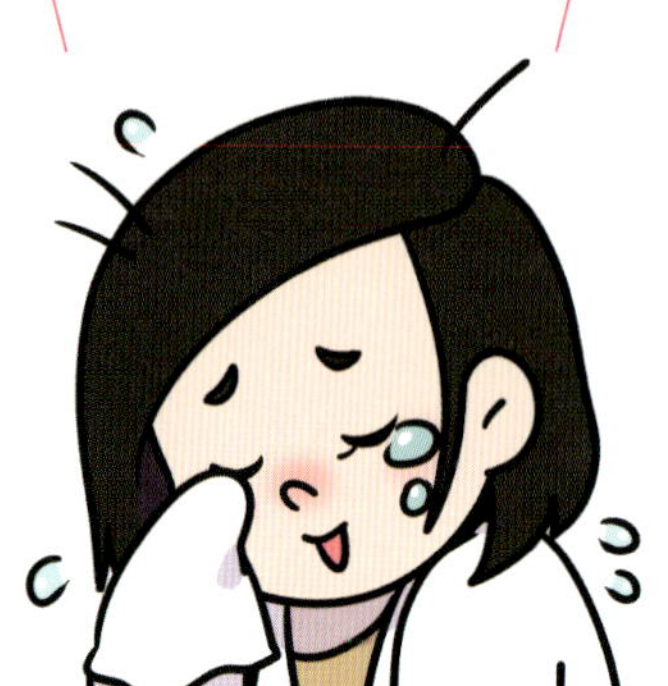

あなたが心から
糖（＝元カレ）を忘れるためには、
元サヤには戻れない体と心を
1週間でつくらないとダメ。

悪縁を切り、良縁を結ぶ。
それが
「麻生式ロカボダイエット」
の真骨頂よ♥

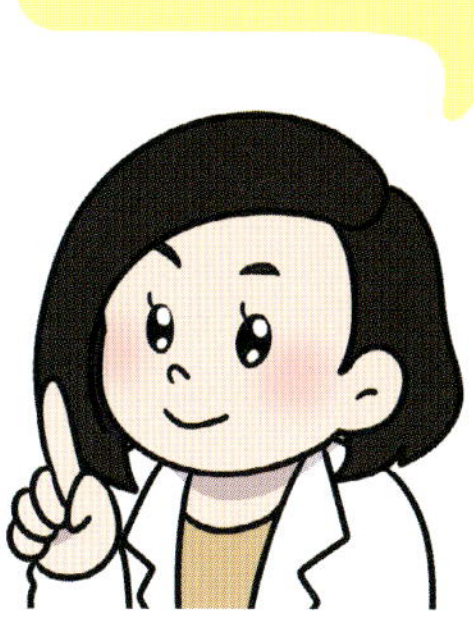

目次

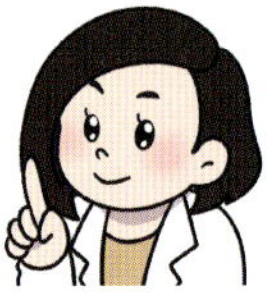

CHAPTER 1

麻生式ロカボダイエット、
成功のカギは「ケトン体」！　17

CHAPTER 2

難しく考えずにこれだけやって！ 麻生式ロカボダイエット紙上合宿 51

CHAPTER 3

導入期の1週間を99％成功へ導く 完コピレシピ！ 112

完コピレシピ column

CHAPTER 4

ケトン体のこと もっと教えて！ Q&A

完コピレシピ column

CHAPTER 5

たんぱく質&糖質チェック表

CHAPTER 1

麻生式ロカボダイエット、成功のカギは「ケトン体」！

「麻生式ロカボダイエット」の肝心要は「ケトン体」の動かし方です。その方法さえしっかりわかっていれば、「麻生式ロカボダイエット」は99%の確率で成功します。第1章では、ケトン体の性質をわかりやすく解説しながら、どうすればケトン体回路がスムーズに回り出すのかを説明していきます。

今度こそ糖質オフに99％成功するワケ

人間の体はハイブリッドカーだと知る

体を動かすためにはエネルギーが必要ですが、その回路に2種類あること、皆さんはご存じですか？　**1つは「糖質回路」、もう1つは「ケトン体回路」で、糖質回路は糖質を、ケトン体回路は脂肪酸を、それぞれエネルギー源としています。**

実は人間の体は、この2つの回路のうちどっちを使ってもいいようにできています。いわば電気でもガソリンでも動くハイブリッドカーのようなもの。この2つのうち、「麻生式ロカボダイエット」にとって重要な回路は、ケトン体回路です。

ケトン体回路が回っていると、脂肪がガンガン燃えてエネルギーに変わっていきます。つまり、脂肪を燃焼させる「やせ回路」だということ。簡単にいえば、ケトン体回路を回せば回すほどやせていくのです。

ところがケトン体回路は、体内に糖質が少しでもあると、回ってくれません。回すためには体から糖質をすっかり抜かなければならないのです。

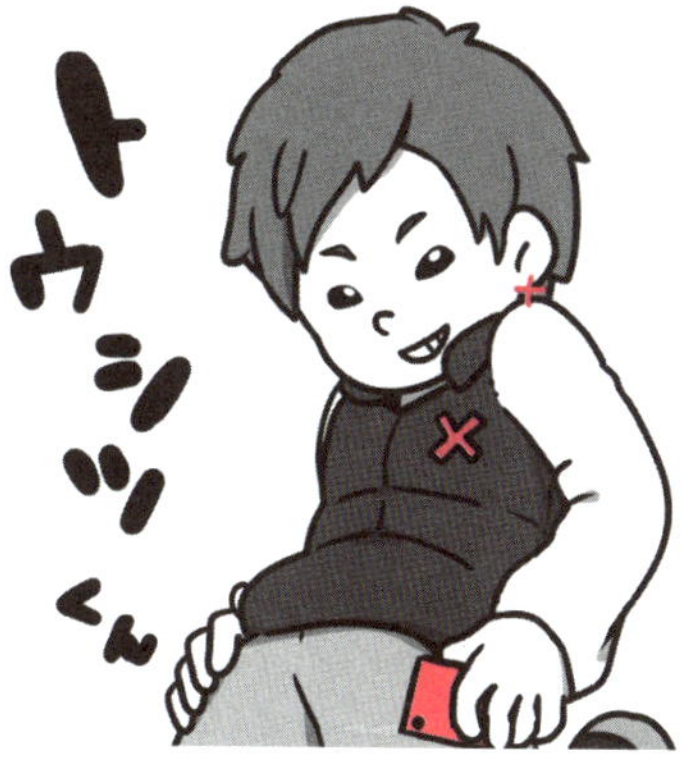

糖質回路

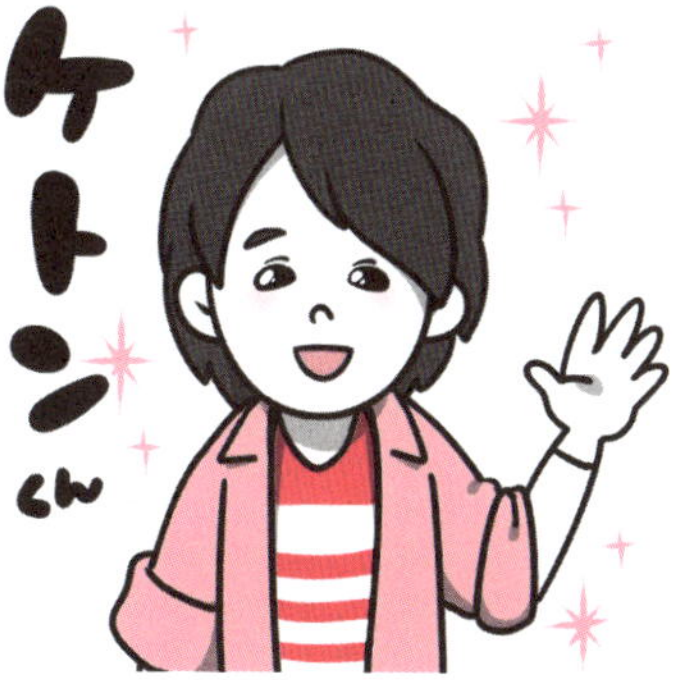

ケトン体回路

糖質回路

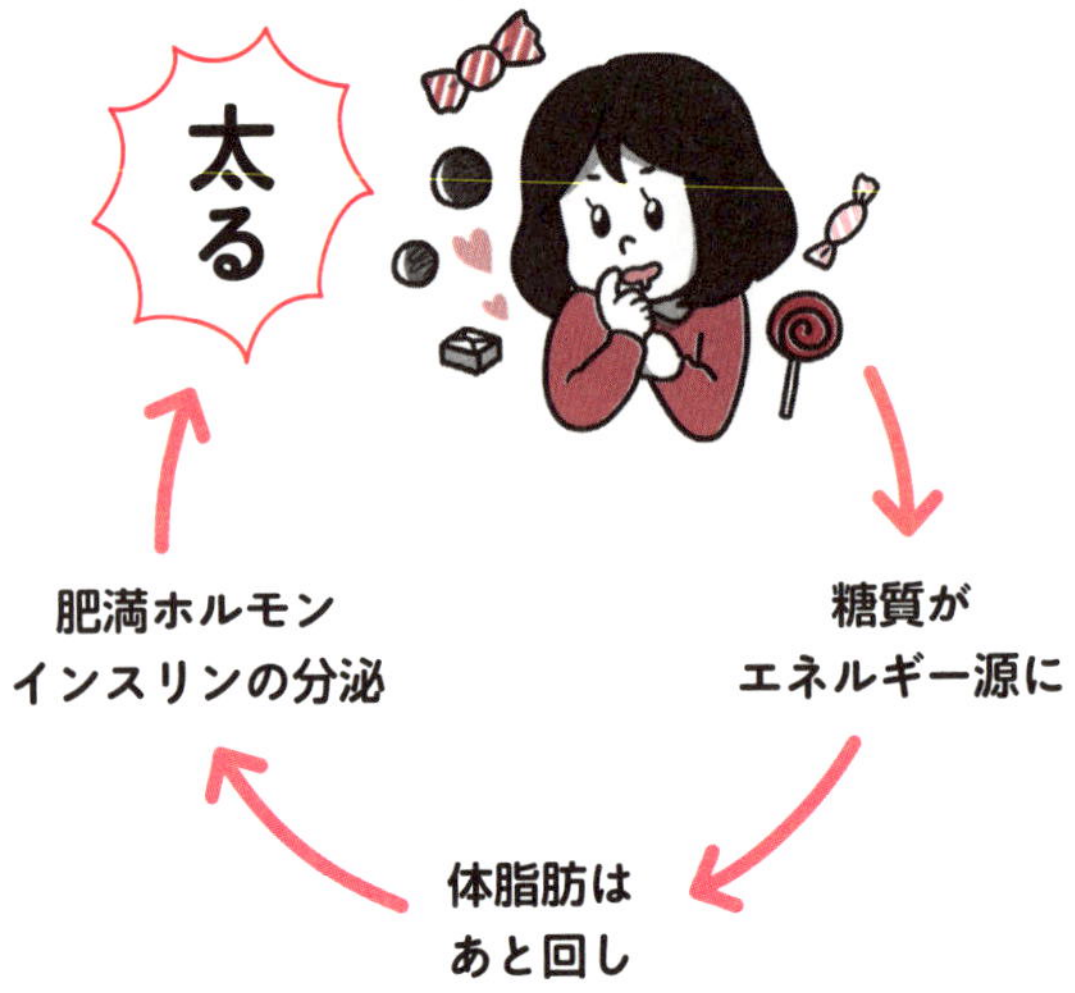

炭水化物や甘い物をガソリンにして動く回路

糖質回路とは、〝糖質〟をエネルギー源として働く代謝回路です。体内に糖質が入ると、消化酵素の働きで分解されてブドウ糖などに変わり、エネルギーとして全身で使われますが、使い切れずに血糖値が上がってしまうと、インスリン（肥満ホルモン）が出て、糖質はグリコーゲンとして筋肉や肝臓にストックされたり、中性脂肪として貯め込まれてしまったりするのです。

ケトン体回路

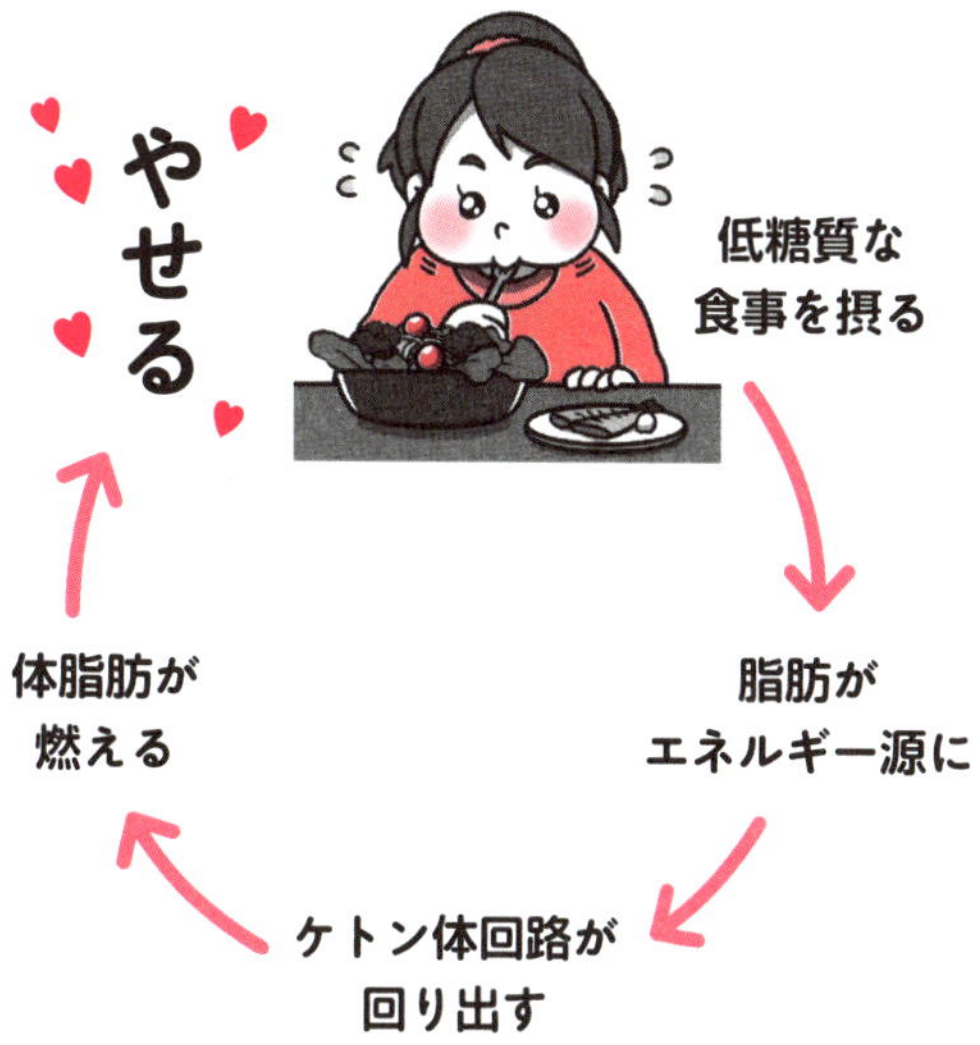
低糖質な
食事を摂る
脂肪が
エネルギー源に
ケトン体回路が
回り出す
体脂肪が
燃える
やせる

脂肪をガソリンにして動くやせ回路

糖質がすっからかんになると、次に使われるエネルギーは脂肪です。**体内の中性脂肪は脂肪酸になり、さらに脂肪酸からはケトン体と呼ばれる物質に分解されます。**この代謝のしくみがケトン体回路です。やせるということは、いいかえれば脂肪を燃やすこと。「麻生式ロカボダイエット」では、このケトン体回路をいかに回していくかが重要なポイントなのです。

だから成功する!!

ケトン体回路の回し方 01

ケトン体は……やればできる子！

⇩糖がたっぷりあると動かない

ケトン体は、エネルギー源としての糖質が枯渇したあとに、体内にある中性脂肪を元につくられます。つまり、ケトン体回路を回せば回すほど体に貯まった中性脂肪が燃えるわけで、二度と太らない体になることも夢ではありません。けど、「それはわかったけど、ケトン体なんてはじめて聞くわ」という人も少なくないと思います。

ケトン体の正体はちょっと難しいので、やせたい人はひとまず「どう動かすか」から理解してほしいと思います。ケトン体回路を回すコツをお話ししていきましょう。

体がエネルギー源とするのは、糖質、脂質、たんぱく質で、消費される優先順位も

この順番。つまり、脂質は糖質がなくなってからはじめて使われ出すので、糖質たっぷりの食事を摂り続けているかぎりは、糖質回路が優先されてしまっていつまでたっても脂肪を燃焼することができません。

そこで「麻生式ロカボダイエット」では、ケトン体回路を動かすために、まずは糖質を断って糖質回路を封印することからはじめます。お砂糖たっぷりの甘いお菓子やふっくらと白いご飯、もちもちとしたパンやパスタが大好きな人は「ムリ！」と悲鳴をあげるかもしれませんが、**実はガマンするのは最初の1週間だけ。**

一度、ケトン回路がスムーズに動き出せば、もう大丈夫、体の中に貯まった中性脂肪が面白いように燃えはじめます。長年、どっぷりと糖質漬けになっていた人ほど、効果が現れやすいのもこのダイエットの特徴です。

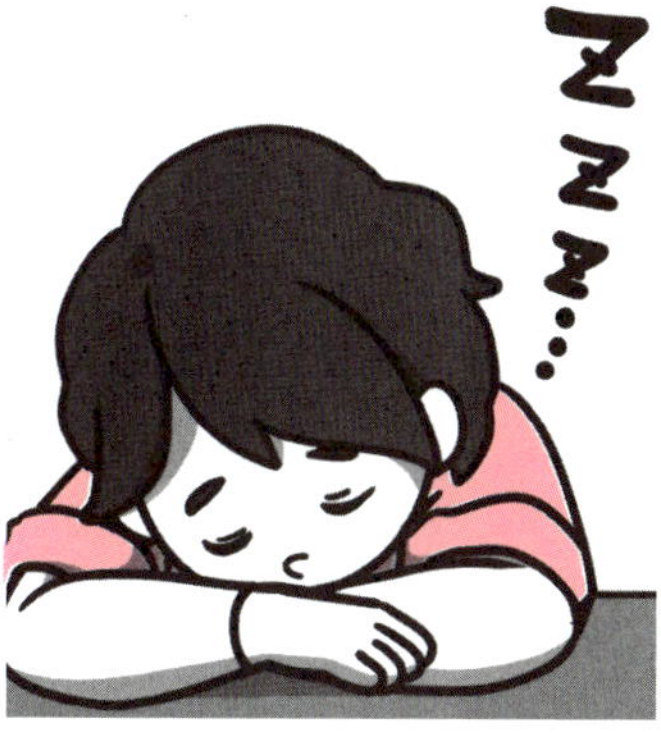

だから成功する!!

ケトン体回路の回し方

02

放っておくと……まったく動かなくなる！

⇩潤滑油をうまく使う

ところが、長年たっぷりと糖質まみれの生活を送っていた人が「よし、今日からケトン体回路を動かそう！」と決意したところで、なかなかそううまくはいきません。

というのも、**ケトン体回路はしばらく動かしていないと、サビついて動かなくなってしまうのです。**一度サビてしまったらケトン体回路はなかなか動き出しませんから、その状態で糖質を断って糖質回路を塞いでしまったら、エネルギー不足に陥ることになります。突然の極端な糖質制限で、イライラしたり、頭痛を感じたり、めまいを起こしたりする人がいるのはそのためです。

一度サビついてしまったケトン体回路をふたたび動かし出すには、潤滑油が必要です。**ケトン体回路の潤滑油として優秀なのは、ココナッツオイルやココナッツミルクなどの中鎖脂肪酸。**中鎖脂肪酸はほかの脂肪酸よりもエネルギー源であるケトン体に変わるスピードが速いため、ケトン体回路を回し出すキックオフには最適なのです。

ケトン体回路はどんなにサビついていても、一度動いてしまえばもう安心です。スムーズにケトン体回路に入れるようになります。

ただし、ココナッツオイルやココナッツミルクは飽和脂肪酸ですから、摂取のしすぎには注意が必要です。無事ケトン体回路が回せるようになったら、つまりやせはじめたら、積極的な摂取は控えましょう。ココナッツオイルやココナッツミルクの摂り方はこのあとP71に、油の種類はP79にくわしく説明してあります。

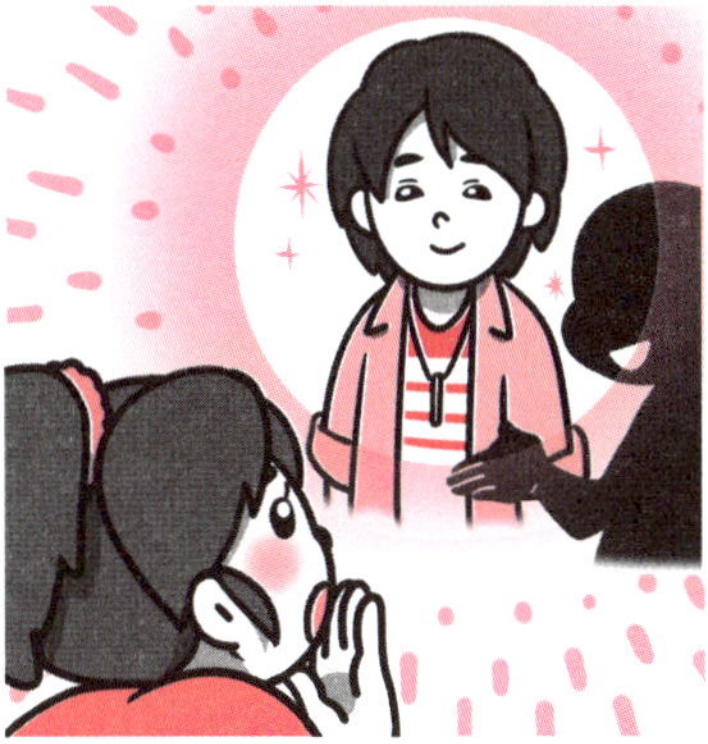

\だから成功する!!/

ケトン体回路の回し方

03

ケトン体か糖かは……細胞に組み込まれている!

⇩旧石器時代がカギ

よく「日本人の体にはお米が合っている」とか「食事に主食(ご飯)は欠かせない」などと耳にします。果たして本当にそうでしょうか。

考えてもみてください、精製された白米や白糖を人間が摂りはじめたのはたった200年前からなのです。そもそも人類が農耕をはじめたのは1万年前で、それまで250万年ものあいだ、魚を含む動物の肉や内臓、木の実、自然に生えているきのこや植物などを食べていたわけです。その長い長〜い肉食自然食生活に比べ、人類が炭水化物を摂取するようになったのは、なんと最近のことなのでしょう!

しかも、飢餓時代が長かったため、人間の体は、万が一食べ物を摂取できなくとも、生きるために血糖値を上げるホルモンをたくさん備えるようになりました。グルカゴンやアドレナリンなどがそれです。ところが血糖値を下げるホルモンは、といえばインスリンたった1つだけ。糖質はぜいたく品でめったに手に入らなかったため、わざわざ血糖値を下げる必要もなかったのです。

人間の体のしくみそのものは、昔と変わっていません。**つまり、脂質代謝はDNAレベルにインストールされた私たちの本能なのです。**それに比べて糖質は、ごく最近食生活に摂り入れられるようになったために、代謝がこなれていません。お米やパン、パスタなどの炭水化物に慣れているというならば、×250倍で肉食自然食に慣れているのが私たち人間なのです。

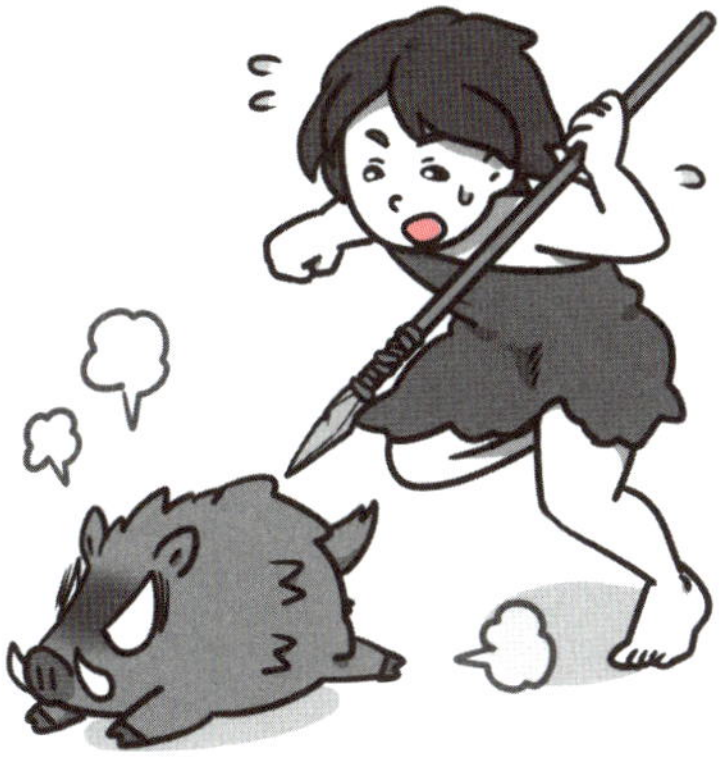

＼だから成功する!!／

ロカボダイエットまとめ

1〜3を知ってすることは？

⇩ひたすら「ケトン体回路」を回す

まずは糖質をカットする！

やせ回路であるケトン体回路のことが、これでなんとなくわかってきましたか？まとめると、ほかの人（糖質回路）が活躍しているあいだはまったく動かず、しかも動かないでいると怠けグセ（サビ）がつく。けど、私たちの本能レベルにはしっかりと書き込まれている……。このケトン体回路にくるくると回ってもらうためには、とにかく「やる気」にさせないといけない、ということです。

ケトン体回路は、脂質をエネルギーに替えて燃やす回路です。ところが人間は脂質よりも先に糖質をエネルギーに替える性質をもっていますから、脂質をエネルギーに替える、つまりやせるためには、糖質があっては困るのです。逆にいうと、糖質回路を断ってしまえば、スムーズにケトン体回路に入れる＝脂質を代謝できるということ。糖がなくなれば、人間の体はケトン体回路を回して脂質をエネルギーにするしか方法がなくなるのですから。

つまり、ダイエットのためにやるべきことはたった1つ、徹底的に糖質をカットすることなのです。こうして一度、代謝のメイン回路をケトン体回路に移してしまえば、しめたもの。ハイブリッドカーのように糖質回路、ケトン体回路とのスイッチの切りかえがスムーズになる、つまりやせ体質に変わるということなのです。

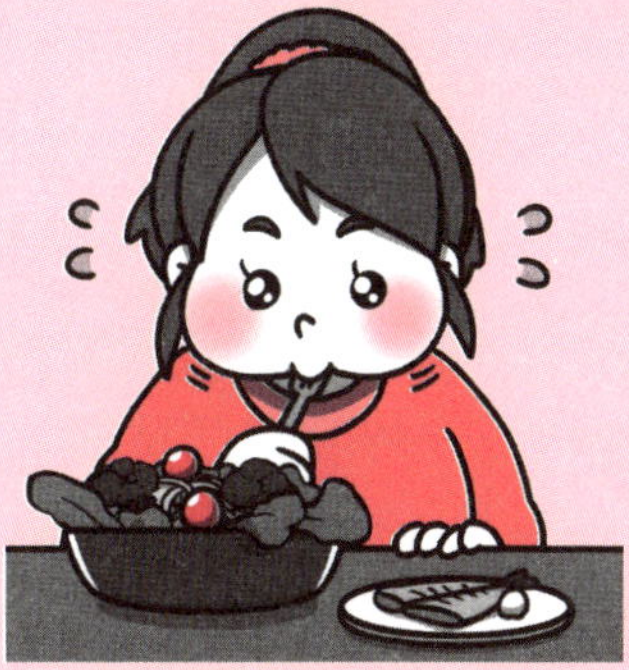

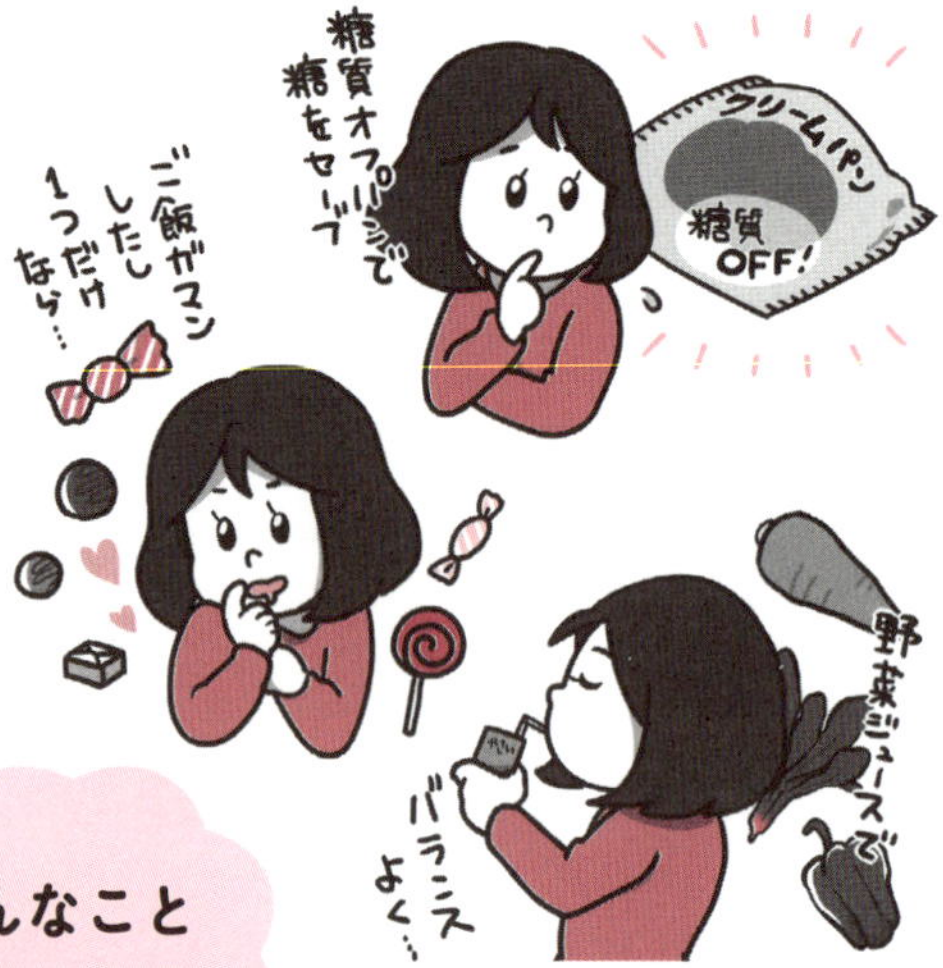
糖質オフパンで糖をセーブ
クリームパン
糖質OFF!
ご飯ガマンしたし1つだけなら…
野菜ジュースでバランスよく…

こんなこと
していない？

A美さんの行動パターン

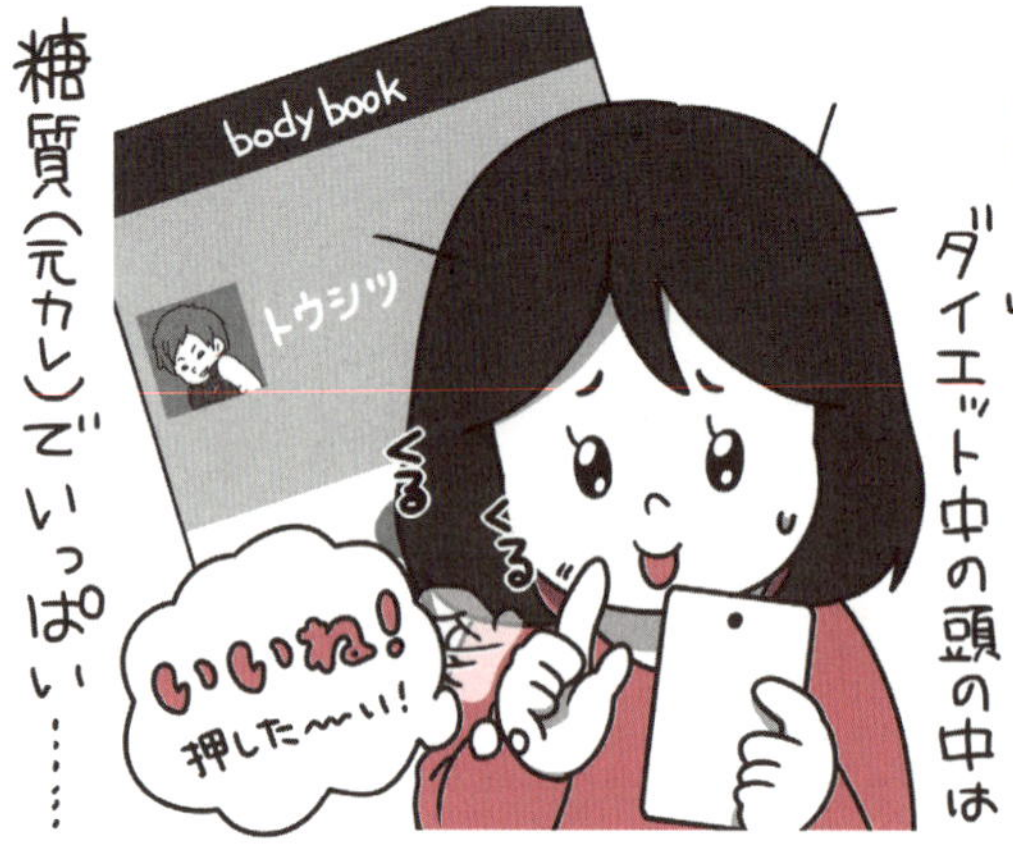
「忘れなきゃ」と思うほどダイエット中の頭の中は
糖質（元カレ）でいっぱい……
body book
トウシツ
くる
くる
いいね！
押した〜い！

隠れ糖質と手を切らなければ元カレ依存は終わらない！

失恋と同じでちょこちょこ連絡を取っているから、元カレ（糖質）が忘れられないの。「糖質オフパン」は、元カレの代替品。いつまで経っても、心は元カレのまま。せめて1週間は絶縁しないと！

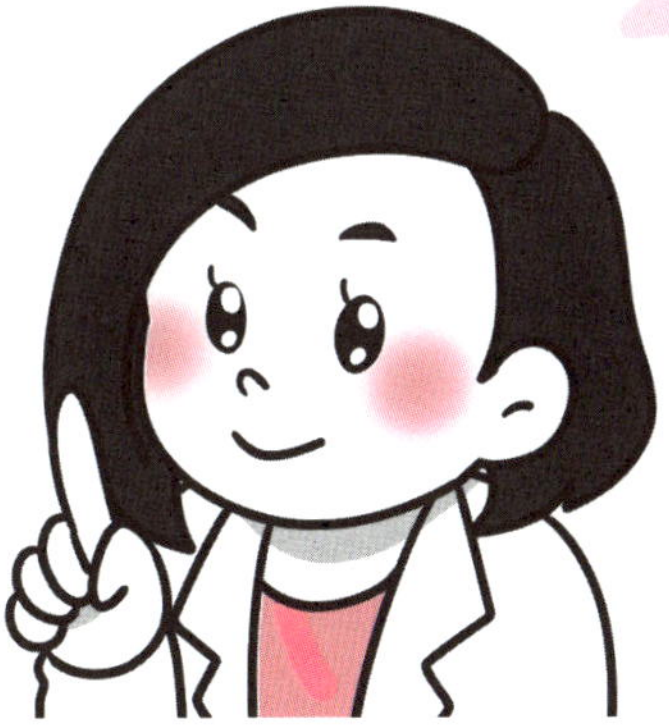

金曜日夜から外出を控えるのも手！まずは体から糖質をキレイに抜く

やせるためには糖質をカットする……しかも、徹底的に摂らないことが重要です。実は、あめ玉1つはもちろんのこと、100％の野菜ジュースに入っている野菜の糖度や甘いフレーバーですら、糖質回路に入ってしまうので、あなどれません。

たいていの人は1週間糖質を断てば、ケトン体回路がスムーズに回るようになります。「その1週間が大変なのよ……」という人のために、ちょっとした裏ワザをお教えしましょう。**それは1週間の糖質カットを金曜日からスタートすること。**

平日は何かと誘惑も多いのですが、土日なら自由。外出を控えて甘い誘惑から距離をおくのも手。元カレ（糖質）にバッタリ会ってしまったりしないように注意して。3日乗り切れれば、残りの4日なんて、あっという間です。

れいみさんの処方せん

A美さんは
1週間、元カレ断ちをすること！

失恋したときって、ツラいのは最初の1週間くらいよね？　その1週間のあいだに「やっぱり忘れられないの」なんて、めそめそ泣きながら電話しちゃったり、彼のSNSを見にいっちゃったりすると、失恋の苦しみはエンドレスだわ。禁断症状が出ている最初のうちはちょっとツラいだろうけど、ここだけがんばりましょう！……そんな気概で元カレ＝糖質をすっぱりと1週間断ってみてください。

「これくらいなら大丈夫」っていうのが、あなたの場合、いちばんキケン。強い心をもって、大好きだった“糖質”とお別れしましょう。

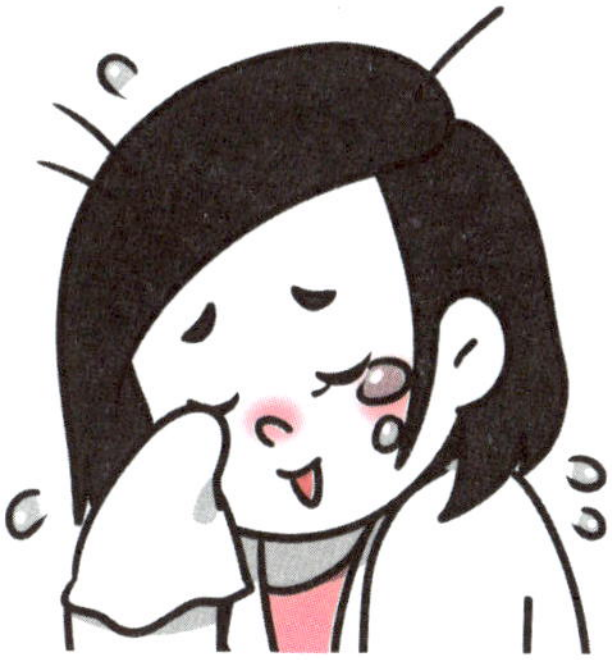

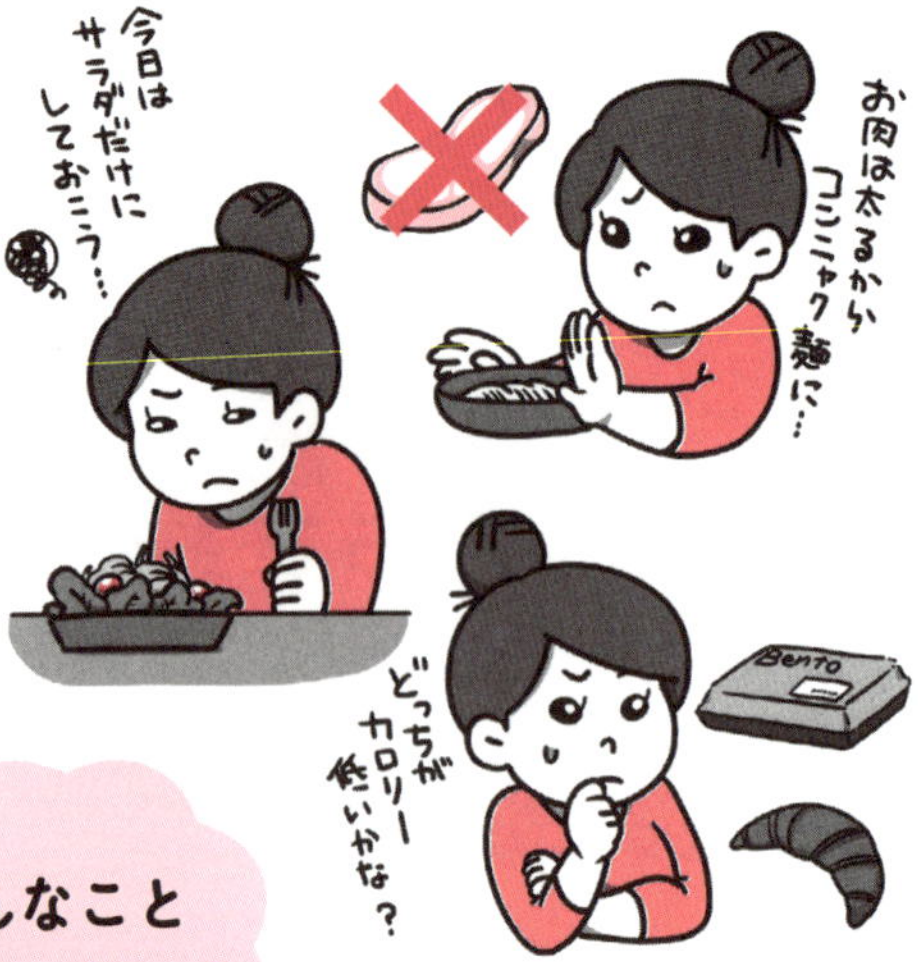
お肉は太るからコンニャク麺に…
今日はサラダだけにしておこう…
Bento
どっちがカロリー低いかな？

こんなこと
していない？

B枝さんの行動パターン

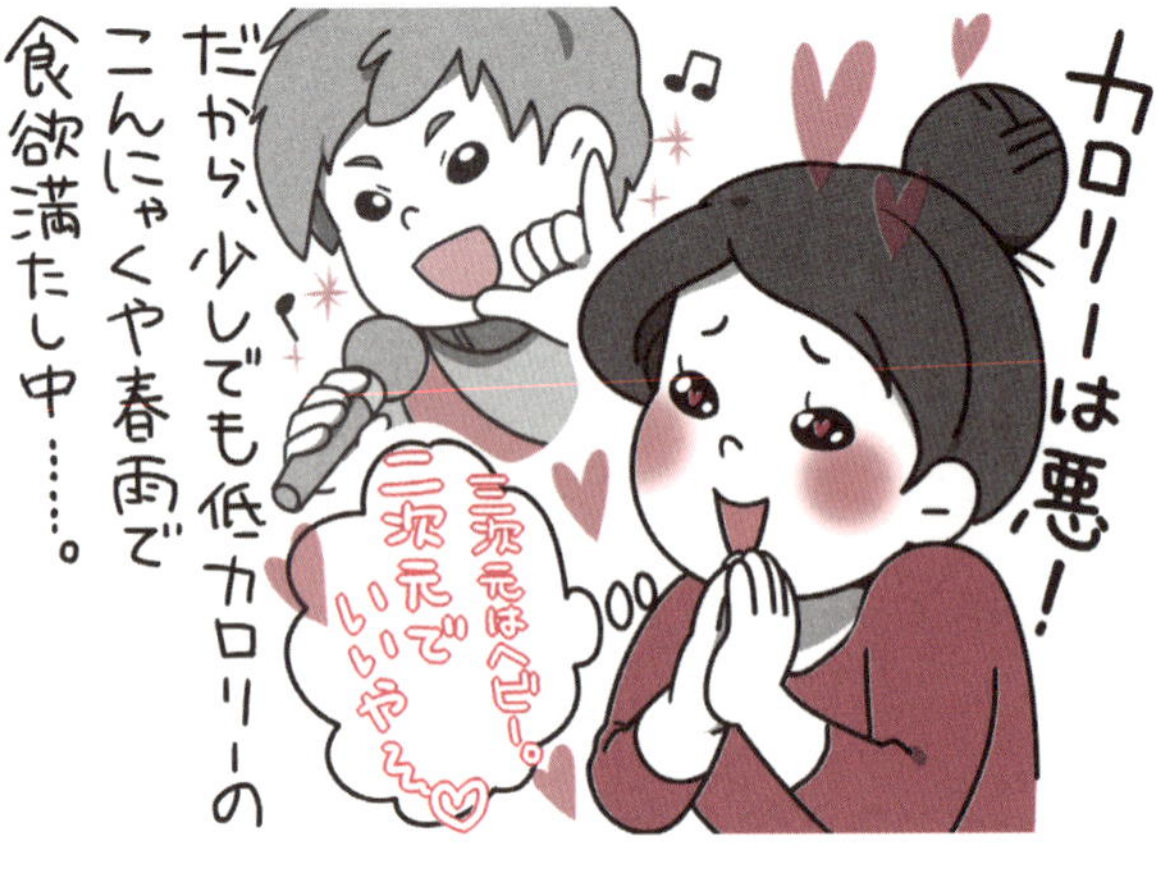
カロリーは悪！
三次元はヘビー。
二次元でいいやぁ～♡
だから、少しでも低カロリーの
こんにゃくや春雨で
食欲満たし中……。

低カロリー信仰が強すぎて現実の栄養素を見ていない！

ダイエットに打ち込む人ほどカロリーをおそれて糖質以外の栄養素までカットしてしまいがちなの。低カロリーをうたったダイエット食品はしょせん偶像。栄養素という現実を見て！

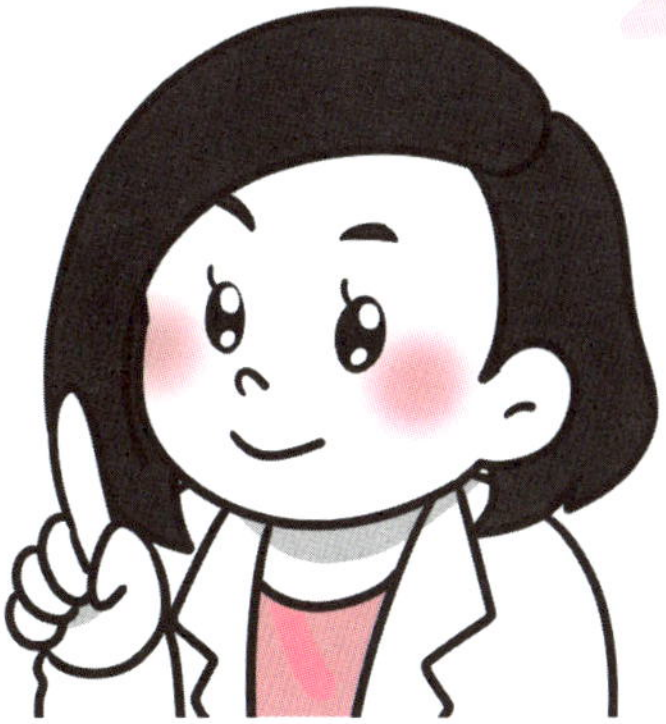

引き算のみのダイエットはナンセンス
たんぱく質で代謝アップを

ダイエットの常識では、長いあいだ〝カロリー神話〟がまかり通っていました。そこから抜け出せない人は、いまでもたくさんいます。けど、「麻生式ロカボダイエット」では、カロリーは一切見ないでください。見るのはたんぱく質です。

カロリー神話がなぜダメなのか。それは、引き算の理論だからです。いままでの食事からカロリーを減らす。あるいはただ糖質を抜く。その結果、体は栄養不足、栄養失調になります。これは間違っている人が非常に多いのですが、**栄養が足りないと人間は太ります。**代謝が下がるからです。

たんぱく質、野菜、きのこ類、脂質など「摂らねばならないもの」をガッツリ食べるのが基本。先に足し算をするから余分な糖質を入れるスキがなくなるのです。

れいみさんの処方せん

B枝さんは
カロリー神話は捨てなさい！

そもそも食べ物のカロリーってどうやって算出しているか知ってる？　食べ物を空気中で燃やしたときの熱量をベースに算出したものなの。空気中で燃えることと体内で燃えることはまったく別ものなのに、ナンセンスなやり方よね。考案されたのは1883年。インスリン発見前、人によって腸内環境が違うことも知られていなかった頃だから、ほとんど参考にならないわ。問題はカロリーじゃないの。同じカロリーでも肉100kcal分と砂糖100kcal分とでは、体の中での使われ方はまったく違うわ。熱量ではなく、やせ回路を回す方法を考えましょう。

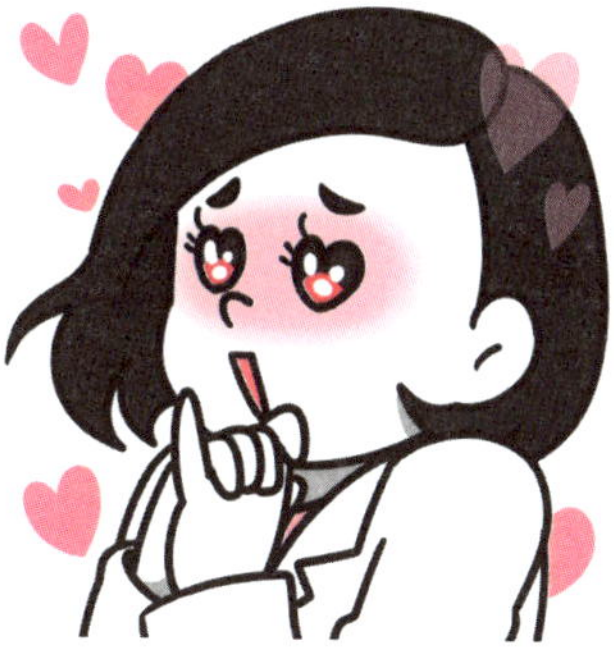

今度こそ糖質オフに99%成功するワケ

最初の1週間で徹底して**ケトン体回路を回す**から

糖質制限になぜいままで失敗してきたか、2人のケースを見ておわかりいただけたでしょうか。**たいていは、糖質をセーブしつつも「隠れ糖質」を摂っていたか、糖質制限といいつつ「カロリー制限」をしてしまっているかのどちらかだからです。**

ダイエットは、糖質を完全に断たないとなかなか成功しません。ところが「糖質制限」という言葉が誤解を生むのか、「糖質オフ」をうたっていれば炭水化物であってもやせると思っている人も多いようです。ここではっきりと申し上げておきます。

糖質は一度徹底的にカットしないと、ちょろちょろ制限していても依存からは抜け出せません。糖質中毒に陥っている人は、あめ玉1つ、清涼飲料水のフレーバーを甘いと感じただけでもインスリンが出てしまうことも。また、低糖質麺や低糖質ゼリーなどのダイエット食品は、低いというだけで糖質は入っていますし、糖質量は低くても人工甘味料はたっぷり、というものもあります。甘い物は、アマくないんです!

麻生式ロカボダイエットは、こうした失敗を踏まえて、まずは1週間、体から徹底的に糖質を抜く〝断糖〟に専念します。そのうえで、ケトン体回路を回すために必要なたんぱく質をたっぷりと摂取し、野菜や海藻・きのこ類で腸内環境を整えます。こうして体脂肪でケトン体回路を回せるようにしていくのです。体のエネルギー源の根っこを変えてしまうショック療法だからこそ、1週間の本気の〝断糖〟がキモになります。

ただし、何らかの持病や不調がある人、健康診断で要再検査の人、糖尿病や腎臓・肝臓に問題のある人にはおすすめできません。本書のダイエットに取り組む前に、医師や専門家に必ず相談してください。

だから成功する!!

ケトン体回路の回し方

04

本気の断糖は導入期だけでいい
⇩回路のサビは1週間で取れる

「じゃあ、一体いつまで白いご飯やパンを食べちゃダメなの？　一生？」

「生理前は甘い物を食べないとイライラしちゃって乗り切れない……」

みなさんの、そんな悲鳴が聞こえてきそうです。だけど、安心してください。**「まったく甘い物を食べちゃダメなのは、たったの1週間だけ」です！**

なぜ、1週間なのか。それは、糖を断ってサビついたケトン体回路がスムーズに回りはじめるのに、だいたい1週間かかるから。**いいかえればかなり手ひどくサビついている人でも、1週間糖を断てば、ケトン体回路に切り替えられるということです。**

なかには、なかなかケトン体回路に入れない人もいますが、そういう人は、よく聞くと、たいてい中途半端なことをやっています。1週間続かずにご飯を食べてしまったり、あめくらいなら、飲み物くらいなら大丈夫だろうと糖質を摂ってしまったり。糖質中毒、つまり糖に依存している人は、糖を完全に断ち切らなければダメなのです。

禁煙に例えると、わかりやすいかもしれません。禁煙がツライのは、体が、脳が、ニコチンの快楽を覚えているからです。本数が少ない人のほうがかえって止めにくいといわれていますが、節煙しながら徐々に期間を延ばしていってあわよくば禁煙につなげようという中途半端なやり方では絶対に成功しません。

そこを逆手に取って、「麻生式ロカボダイエット」では、たった1週間、徹底的に糖質を排除します。この1週間を「導入期」といいます。

これまで糖質三昧だった人は最初はツライかもしれませんが、糖質を抜くことは、実は禁煙よりも簡単です。本書の通りに実行すれば必ずケトン体回路に入れるので、この1週間は、「断糖するためのプチ合宿」だと思ってトライしてください。

\だから成功する!!/

ロカボダイエット まとめ

絶対成功に導く、3つの期

⇩導入期・減量期・維持期

では、ここで「麻生式ロカボダイエット」の全容をお話ししておきましょう。1週間の「導入期」のあとは「減量期」「維持期」と進んでいきます。

「導入期」は何度もお話ししたように、糖質を完全にカットして糖質回路を断つ時期です。まずは1週間、本気を出して糖質抜きの食事に取り組んでください。その代わり、たんぱく質と野菜はたっぷりと摂ります。自信がない人は、先に書いたように、金曜の夜から週末にかけて外出を控えるというのもよいでしょう。

次は「減量期」です。いよいよ自分の脂肪を燃やすステップです。この時期になると、体はオートマチックにケトン体回路に入るようになっています。導入期に引き続き、たんぱく質をメインに摂取していけば、面白いように体重が減っていきます。導入期では食べてはいけなかった糖質を含む食べ物も、少量ならば解禁になります。ただし、ここでリバウンドしないように気を付けて。解禁はあくまで少量です。期間は人それぞれで、「目標体重を達成するまで」と考えてください。

最後の「維持期」は、一生続けても苦じゃない程度のロカボ食を、習慣として習得する期です。ここまでくれば、糖質量は減量期よりさらに増やしてもOK。炭水化物だって食べられます。とはいえ、減量期に入った体は、もう糖質をそれほど必要としなくなっているはず。私はこのやり方で14年間リバウンドなしです。

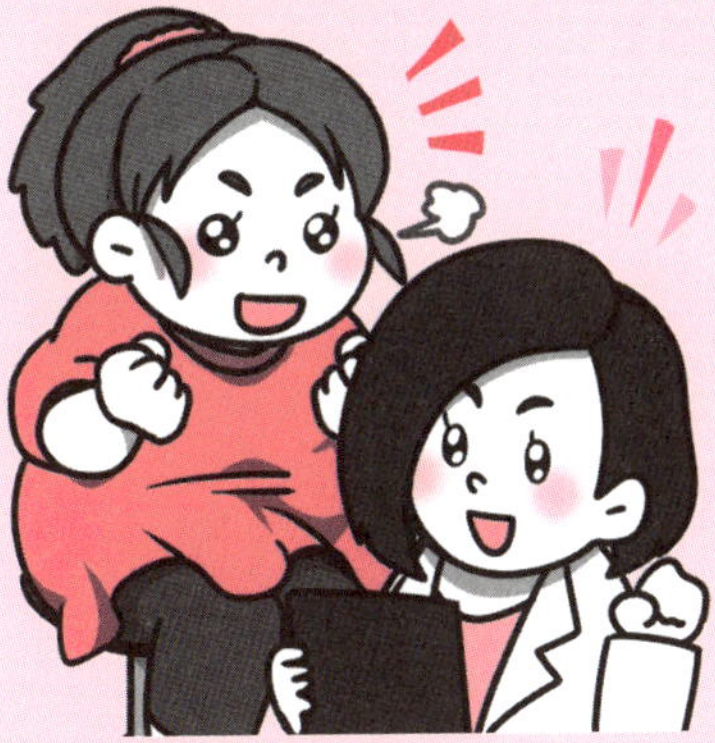

最初の1週間

導入期

⇩ケトン体回路を回す期間

1 肉、魚、大豆製品、卵からのたんぱく質

2 野菜・海藻・きのこ類からのビタミン・ミネラル

3 オメガ3系脂肪酸

1～3カ月まで

減量期

⇩体重を減らす期間
少量の糖質を摂ってもOK

○ 少量の根菜、糖質の少ない野菜、カカオ比率の高いビターチョコ

△ 無糖ヨーグルト、チーズなどの乳製品も少量なら解禁

糖質量は1食20g、1日60gまで!

注）1カ月以上継続する場合は、糖質制限に理解あるクリニックで健康チェックを。3カ月の減量期で目標

達成していない場合は維持期をはさんでから行う。

半永久的

維持期

⇩ケトン体回路をゆるくキープする期間

○お寿司、ラーメンなどの月1ごほうびOK

注）おやつは糖質10gまで。

糖質量は
1食20〜40g以下、
70〜130gまで!

糖質 20g の目安

- ごはん（精白米）50g（＝茶碗 1/3 くらい）
- フランスパン 37g（＝約 4cm 厚さ 1 切れ）
- パスタ（ゆで）75g（＝乾麺で約 30g）
- うどん（ゆで）100g（＝乾麺で約 35g）
- そば（ゆで）80g（＝乾麺で約 40g）
- 中華麺（ゆで）80g（＝乾麺で約 30g）
- じゃがいも 中 1 個

※ 詳しくは P177〜参照

＼だから成功する!!／

ケトン体回路の回し方

05

敵は……体重ではない！

⇩減らしたいのは体脂肪量だけ

ダイエッターは体重の1kg、2kgの増減で一喜一憂するものですが、今日からその考え方はすっぱり捨ててください。

人間の体は、主に内臓、骨、筋肉、脂肪で構成されています。この丸ごとの重さが体重で、体脂肪とは文字どおり、体についている脂肪のこと。体脂肪20％と30％では、同じ体重60kgでも、健康面と見た目、2つの意味で雲泥の差です。

私たちダイエットのプロは、脂肪量と除脂肪体重に注目します。除脂肪体重が減るのはリバウンドの元。たんぱく質量を増やしてキープしてください。

除脂肪体重の求め方

まずは体脂肪量を求めます。
【体重(kg)】×【体脂肪率(%)】=【体脂肪量(kg)】
体重から体脂肪量を引いたものが、除脂肪体重です。
つまり、
【体重(kg)】-【体重(kg)】×【体脂肪率(%)】=【除脂肪体重(kg)】

例) 体重65.0kgで体脂肪率30.0%の人の体脂肪量
【体重(65.0kg)】×【体脂肪率(30%)】=【体脂肪量(19.5kg)】
体重65.0kgで体脂肪率30.0%の人の除脂肪体重
【体重(65.0kg)】-【体重(65.0kg)】×【体脂肪率(30%)】
=【除脂肪体重(45.5kg)】
※体脂肪率は、30%なら0.3、25%なら0.25を掛けます。

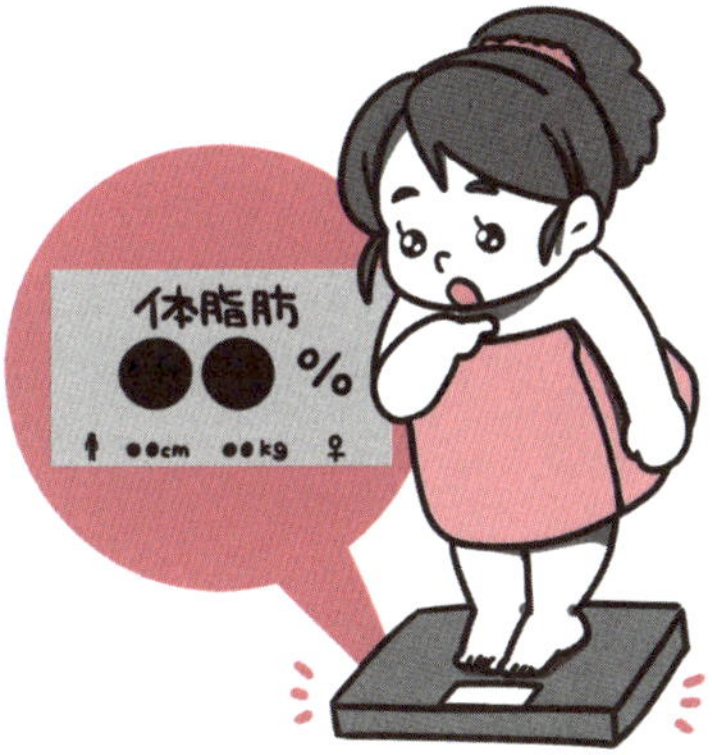

column 1

少しだけお勉強したい人のために
そもそもケトン体って何？

ケトン体の正体は肝臓で生まれる代謝産物

これまで、ケトン体、ケトン体といってきましたが、そもそもケトン体っていったい何者なのでしょう？　ここでちょっとだけお勉強タイムです。少し難しいので興味のない人は読み飛ばしてもらってもＯＫ。勉強しなくてもちゃんとやせられるので安心してくださいね。

人間の体は、糖質回路が断たれると、糖質の代わりに、脂肪酸を分解してエネルギーをつくります。このときに肝臓で生まれる代謝産物が、ケトン体です。ケトン体とは、アセトン、アセト酢酸、β-ヒドロキシ酪酸の総称です。

体内から糖質がなくなると、体は、脂質代謝回路にシフトします。まず、脂肪細胞の中の中性脂肪が、「グリセロール」と「脂肪酸」に分解されて全身へ。グリセロールは肝臓で糖に変わりますが、脂肪酸は筋肉などで使われてから、残りは肝臓へ運ばれます。脂肪酸のうち肝臓で使われなかったぶんは、ほかの臓器で使うためにさらに分解されます。この分解の過程で、ケトン体が生まれます。最新の研究では、ケトン体が出ているときに

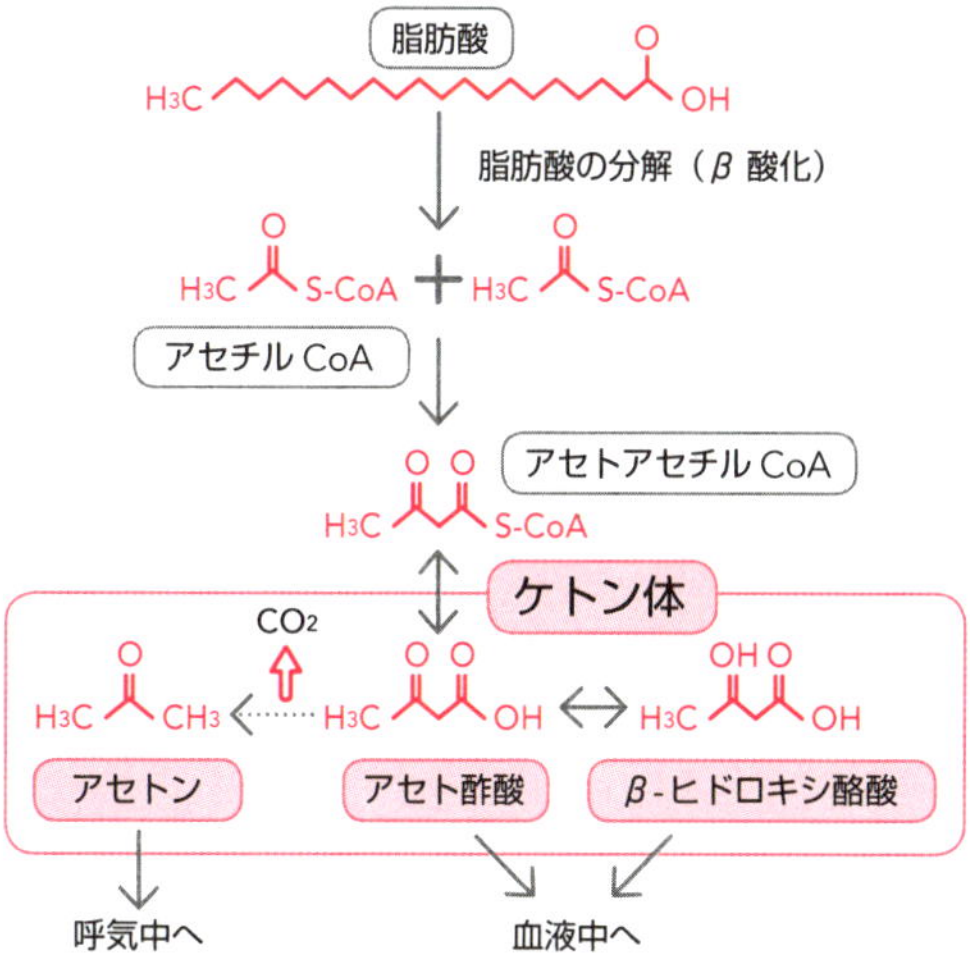

長寿遺伝子がオンになるということも明らかになっています。

ケトン体がつくられる場所は、肝臓の細胞内にあるミトコンドリアです。長鎖脂肪酸がミトコンドリアに入るためには、羊肉や牛肉の赤身などに含まれるL-カルニチンの助けを借りる必要があります。

ケトン体は細胞膜を通過しやすく、特別な運搬たんぱく質の手助けを必要としません。よって、血流にのってほかの臓器に運ばれやすく、骨格筋や心臓、腎臓などの臓器で使えるようになります。ちなみに、中鎖脂肪酸であるココナッツミルクやココナッツオイルは、ミトコンドリアに入るのにカルニチンを必要としません。それがケトン体回路を回すための潤滑油になる理由です。

また、ケトン体はブドウ糖と同様に血液脳関門を通過でき、脳の神経細胞で脳のエネルギーになります。

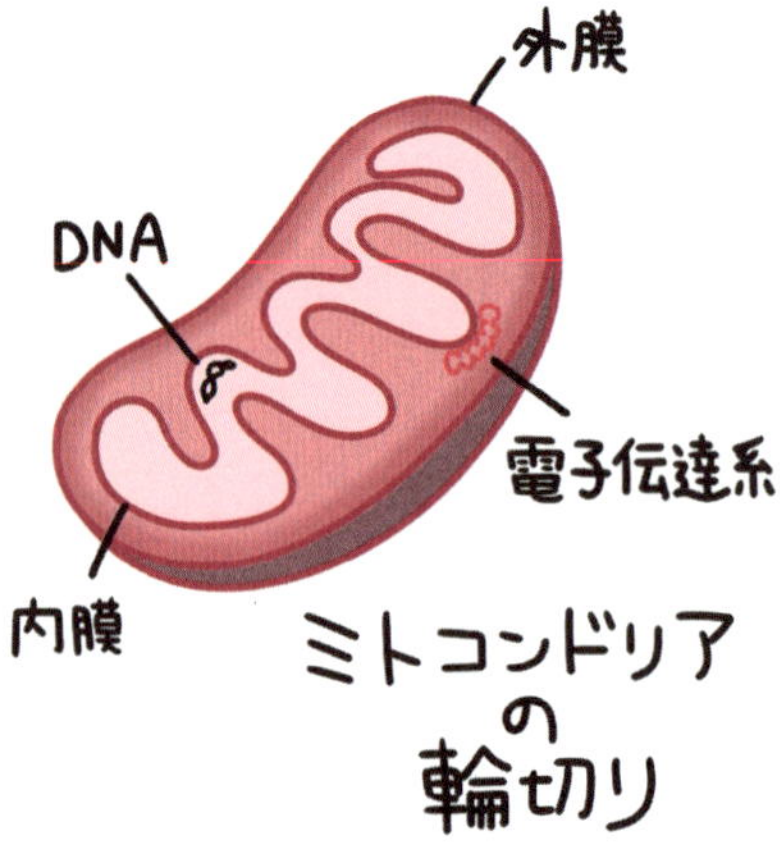

CHAPTER 2

難しく考えずにこれだけやって！

「麻生式ロカボダイエット」紙上合宿

ここでは、ケトン体回路を確実に回し、そしてずっと回し続けるための方法を、一つひとつレクチャーしていきます。「麻生式ロカボダイエット」ではどのくらいの期間何をすればいいのかがわかります。第２章はまさしく、たった１週間の紙上合宿です。一緒にがんばりましょう！

基本ルール

1 まず考えるのは今日いただくたんぱく質の量

①食事の半分は、肉・魚・大豆・卵などたんぱく質に！
⇩体重1kgにつき、たんぱく質1.2〜1.6g

②さらに葉物野菜・海藻・きのこ類400g以上
⇩水溶性食物繊維＋不溶性食物繊維＝20g以上が目標

③オメガ3系脂肪酸を大さじ1杯

例えば、体重60kgの人なら……

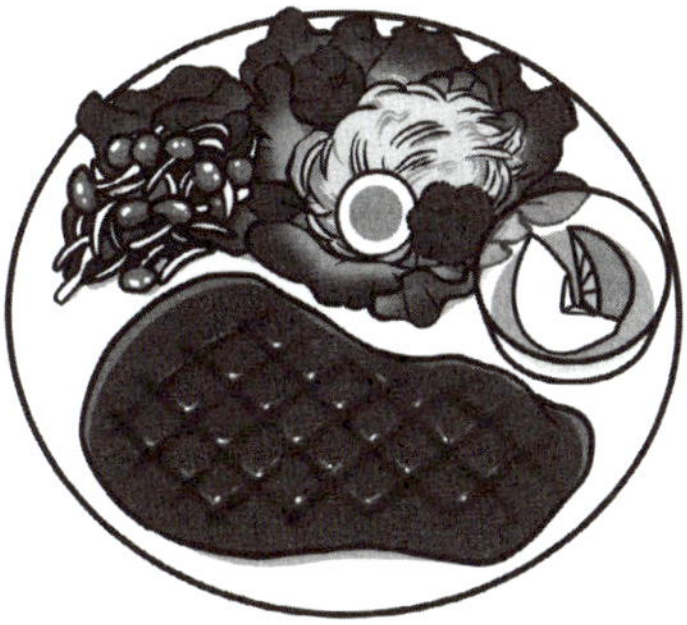

肉360～480g、野菜（葉物野菜・海藻・きのこ類）400g以上、オメガ3脂肪酸大さじ1杯

摂取量は体重から算出。たんぱく質量≠肉の量

1日に摂取するべきたんぱく質量は、体重1kgに対して1.2～1.6gです。**ただし、肉100g＝たんぱく質100gではありません（P147参照）。**体重60kgの人なら72～96g。肉や魚は正味量の約20%がたんぱく質量なので食品に換算すると360～480gになります。吸収利用率は数回に分けて摂ったほうが高くなりますが、数字合わせゲームではなく、除脂肪体重もみていく必要があります。

「麻生式ロカボ」1日のメニュー例

シンプル調理でたんぱく質と野菜をほぼ同量摂る

麻生式ロカボ食は、肉や魚などのたんぱく質に、同量の葉物野菜をたっぷり合わせた食事。**割合は、「たんぱく質」と「葉物野菜・海藻・きのこ類」をほぼ半量ずつです。**

調理法は、「なるべく素材を生かした、シンプルな味付け」が特徴。

あれこれ手を加えず、生でそのまま、あるいは焼くだけ、ゆでるだけ。味付けも、塩・こしょうなど必要最低限なものに。簡単すぎて「ほんとにこれでいいの?」と思うかもしれませんが、大丈夫。20kgやせた私のお墨付きです。

「原始時代、人類はどんな食事をしていたのしら」と考えるとイメージしやすいかもしれません。シンプルな調理法で必要な栄養素を、できれば朝はたっぷり、夜は控えめに。原始時代の夜は早かったはず。習慣も、それにならえるといいですね。

朝 納豆チーズオムレツ アボカド、ミックスリーフのサラダ

p129

納豆はイソフラボンが豊富に含まれており、とくに女性にはたくさん食べてほしい食材です。アボカドは、フルーツのなかでも糖質量が低く、とても優秀な食材。相性はバツグンです。

たんぱく質量 25.8g、糖質量 4.4g

昼 牛しゃぶエスニック

p129

牛肉は、たんぱく源である肉のなかでもL-カルニチンが豊富。ガンガン脂肪を燃焼してくれます。たっぷりの葉物野菜とともに積極的に摂りましょう。味付けはシンプルにしたほうが、素材が生きます。

たんぱく質量 31.8g、糖質量 1.4g

夜 自家製サラダ チキンバンバンジー風

p130

サラダチキンは、つくりやすい量をつくりおいておけば、いろいろな料理に利用できます。たれは糖質オフのものを自家製で。鶏のむね肉には、疲労回復物質のイミダペプチドがたっぷり。

たんぱく質量 25.6g、糖質量 1.0g

合計

たんぱく質量
83.2g

糖質量
6.8g

基本ルール

2

断糖まずは1週間。それ以降はゆる解禁

- 最初の1週間は導入期。心を鬼にして糖質を断つ！
- 減量期はゆる解禁
- 維持期はゆるゆる解禁

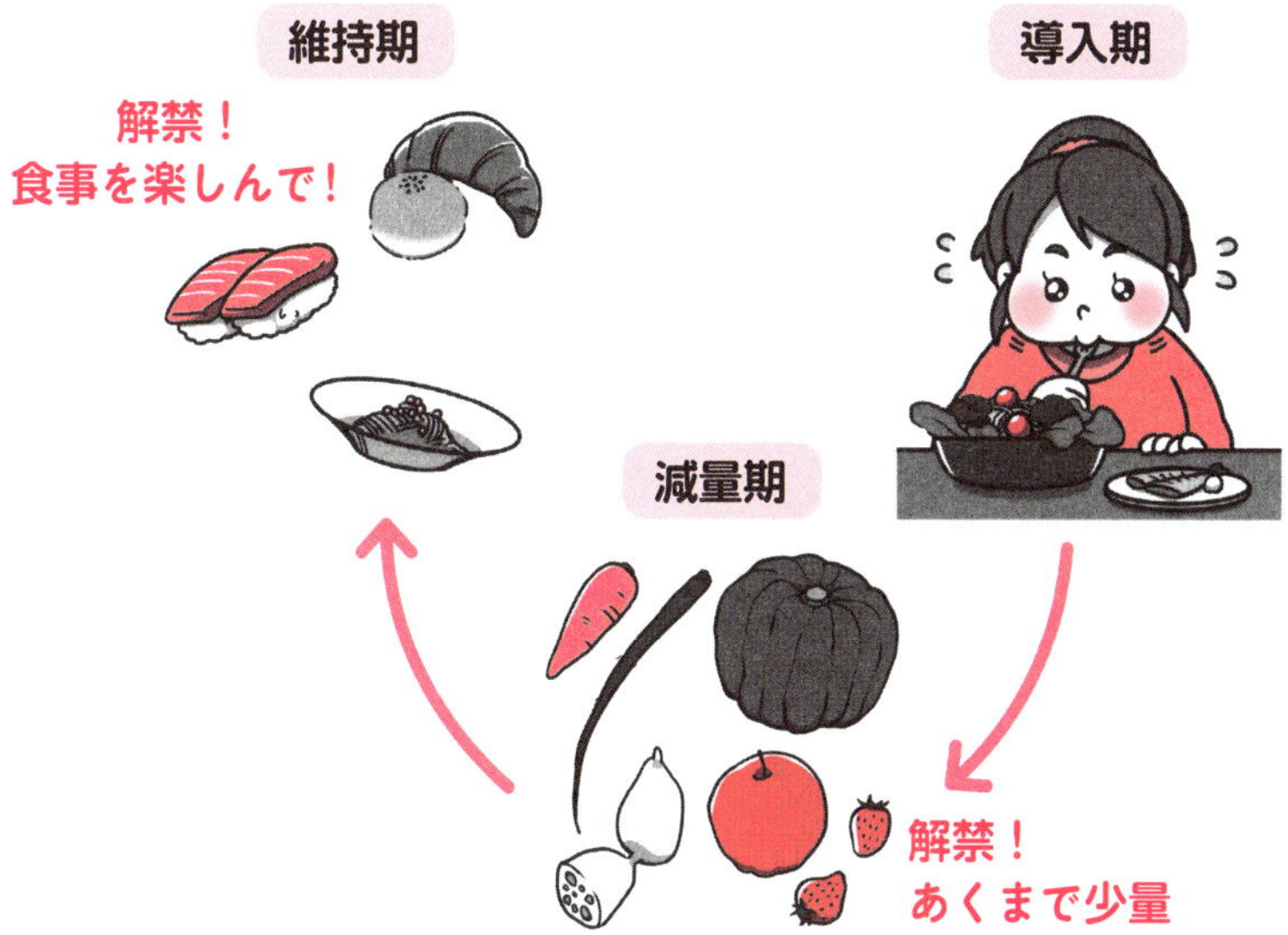

少しずつ糖質を増やして楽しく続ける

最初の1週間は、心を鬼にして潔く糖質を断ちます。**糖分オフでも甘いとあなたが感じるものはNG！** 個人差はありますが脳が「甘い」と感じるだけでインスリンが出てしまうこともあるからです。

減量期は、根菜や甘みのある野菜、フルーツは量に気をつけてゆる解禁に。

維持期に入ったら、どうしても食べたいものを月1くらいで楽しんでかまいませんが、味覚も変わっているはず。

基本ルール

3 OKとNGの食材を知っておこう

- 見るのは糖質とたんぱく質の量
- 糖質量は1食20gまで
- 調味料と根菜は意外と糖質が高いので要注意

導入期 OK 食材

牛・豚・鶏・羊など肉類全般
魚介類全般
卵
大豆（40 代後半以降の女性は上限なし）
無調整豆乳

バター、植物油
⇒加熱しない場合は、オメガ 3 脂肪酸を含む油〔亜麻仁油、えごま油（しそ油）青魚の脂など〕がオススメ

ココナッツオイル（1 日大さじ 2 ※P70）、ココナッツミルク（1 日大さじ 6 ～ 10 まで）
※ケトン体回路を回すための潤滑油として

葉物野菜・海藻・きのこ

糖質の少ないフルーツ（レモン、アボカド、ゆず、かぼすなど）、チーズ、ナッツ類（アーモンド・クルミなど。カシューナッツは糖質が高いので注意。1 日 50g まで）

焼酎、ウォッカなどの蒸留酒、少量の辛口ワイン

糖質の少ない調味料（塩、こしょう、マヨネーズ、ハーブ類）

導入期 NG 食材

ご飯、麺類、パスタ、パンなどの炭水化物

スナック、お菓子類全般

糖質の多い根菜、いも類

小麦粉を含む加工食品

糖質を含む調味料（砂糖、みりん、ケチャップ、ソース、市販のドレッシング、カレーやシチューのルウ）

牛乳、ヨーグルト（乳糖を含むため）

ドライフルーツ

市販の野菜ジュース、フルーツジュース、人工甘味料入りの飲料

ビール、日本酒、梅酒、紹興酒などの醸造酒
酎ハイやカクテルなどの甘いアルコール類、甘口ワイン

STEP 1

導入期

とにかくこの1週間が勝負よ！　ここでがんばれるかどうかに、「麻生式ロカボダイエット」が成功するか否かがかかっているの。「あめ玉1個ならいいよね」「人工甘味料ならいいよね」と言い訳ばっかりしていると、途端にやせ回路（ケトン体回路）が閉ざされちゃうからくれぐれも注意が必要よ。糖質への未練をすっぱり断ち切って、やせ回路を回しまくって！

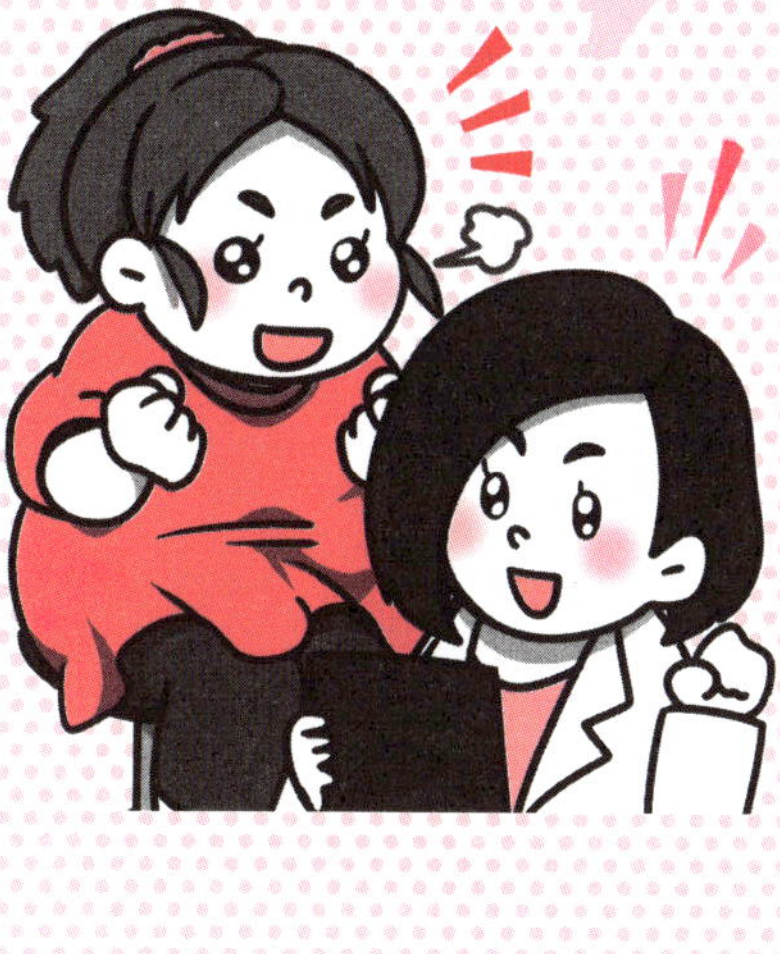

導入期 01

この1週間で「甘い物」への執着を捨てよ

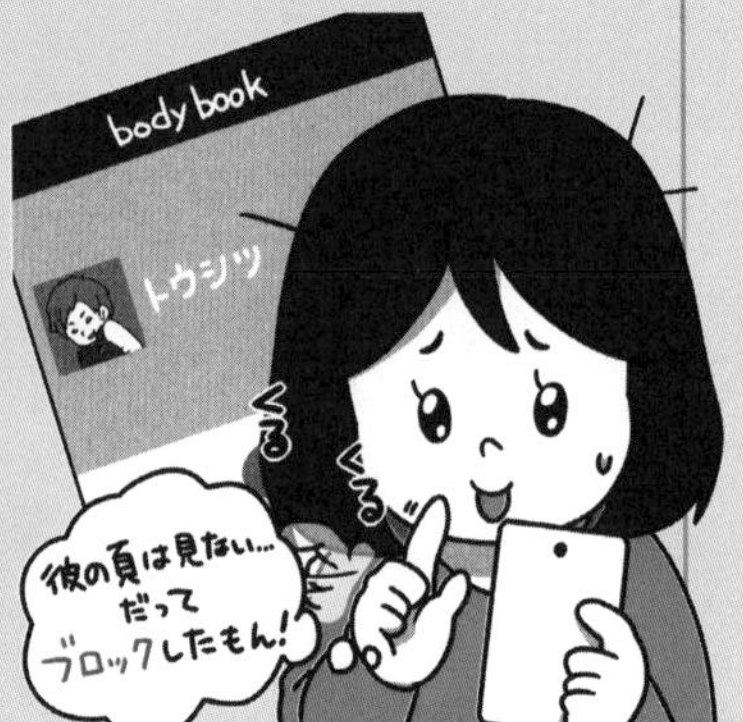
body book
トウシツ
くる
くる
彼の頁は見ない…
だって
ブロックしたもん!

自分に言い訳しない！　とことんストイックに

ダイエット指導をしていると、「だって、でも、どうせ」が口ぐせの人には太っている人が多いな、と思います。「こんなにやっているのに、なんで」というくらい結果が現れない人がいて、糖質は摂っていないという。けどよくよく話を聞いてみると、「味見してみました、スイーツ」とか「でも、少しなら大丈夫かと思って」など、出てくるわ出てくるわ。

炭水化物や甘い物を摂っていないと落ち着かない、イライラするという人は、ひょっとしたら糖質中毒になっている可能性もあります。糖質には中毒性があり、食べると快楽物質であるドーパミンが出るため、手放せなくなってしまうのです。

でも、仮に糖質中毒であっても、1週間、きっぱりと糖質を断つことができれば、徐々に体が慣れてきます。炭水化物や甘い物を断ち切って1週間を過ごしてください。そうすれば、必ず、やせ回路（ケトン体回路）に入ることができるようになります。

導入期02

合言葉は「それ、原始時代にあった!?」

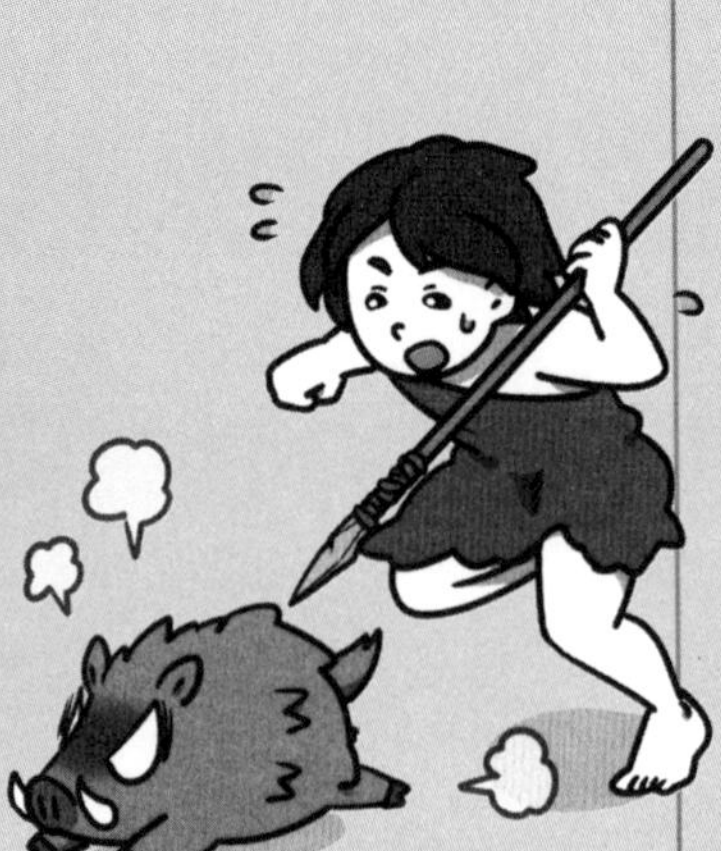

間違えない食べ物選びがダイエットを制す

原始時代には、ご飯やパン、麺などは存在せず、たまに狩猟で肉が手に入ったら、それを食べるというシンプルな食生活でした。「麻生式ロカボダイエット」は、極端にいえば「原始時代にかえりなさい」ということ。**要は〝加工〟を除き、できるだけシンプルなかたちでいただく、と覚えてください。**

便利な世の中になった現代では、24時間いつでもどこでも、食べようと思えばすぐに食べ物が手に入ります。低糖質ブームを迎え、ちまたは低糖質食品で溢れかえっています。低糖質スイーツに低糖質パン、ロカボのカップ麺……。でも、それでは〝たんぱく質〟が決定的に足りません。加えて、添加物の心配もあります。

何を食べたら良いのか、悪いのか、迷ってしまったときは、「それ、原始時代にあった!?」と考えてみて。「麻生式ロカボダイエット」を成功させるためには、たとえコンビニでも「間違えない食べ物選び」が重要なのです。

導入期 03

空腹と欲求は原始人ボックスで満たせ

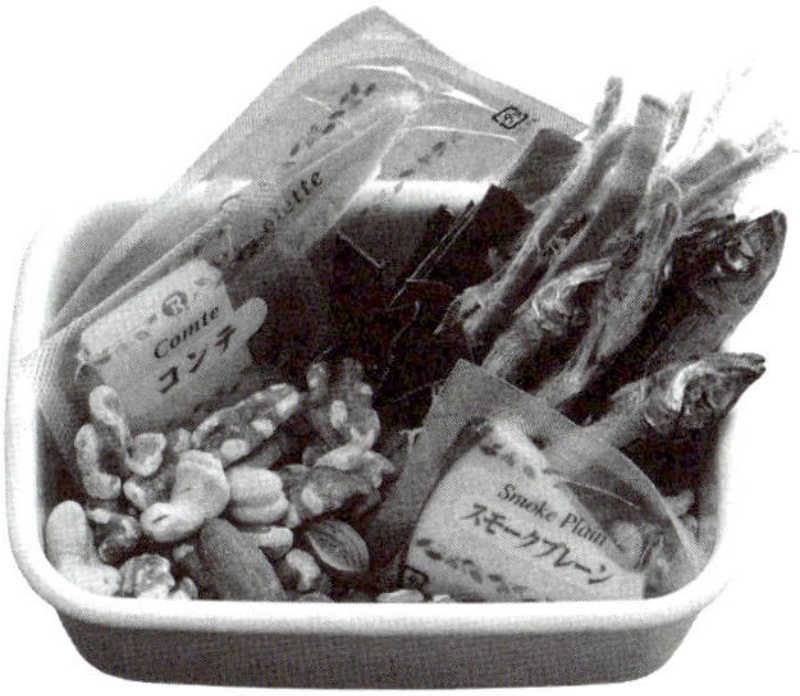

原始人ボックス。原始時代にあっただろうなぁ、
と思われるものをチョイス。

おつまみコーナーにある小魚やナッツをおやつに

口寂しいときやどうしても小腹が空いてしまったときは、原始時代でも食べられそうなイメージの食材、小魚や昆布、ナッツ、あたりめなどをおやつ代わりにしてみて。分量は1日50gまでが目安。タッパーなどに入れておけば、外出先にももって行けて便利です。私はこれを「原始人ボックス」と名づけてちょこちょこつまんでいます。個包装のひと口サイズのナチュラルチーズや、味付きのうずらの卵もおいしいですよ。

導入期04

最初の1週間は体重計になんか乗るな

一喜一憂するくらいなら、もう見ない

導入期は、それまでの糖質回路からケトン体回路にシフトし、筋肉量を増やして、脂肪を燃やす体につくり替えていく準備期間。ですから、必ずしも体重が減るというわけではありません。ましてや、若い女性は日頃から食べる量が少ないので、麻生式〝食べるダイエット〟を実行し、たんぱく質や野菜をたっぷり摂ることで、一時的に体重が増えることすらあり得ます。**導入期は、体重が横ばいだったり、多少増えたりしても、気にしないこと。**体重よりも、いかに「体脂肪」を落とし、「除脂肪量（筋肉量）」をキープするかが大切なのですから。

そうはいっても、どうしても体重が気になってしまう……という人は、この1週間はいっそ体重計を封印してしまうのもよいでしょう。ケトン体が回っているかどうかを調べる、ケトン体試験紙と呼ばれる医薬品があります。体重計に乗るくらいなら、ケトン体回路が回っていることを確認したほうが、私はよっぽどうれしくなります。

導入期05

ココナッツオイル or ココナッツミルクでケトン体回路のサビを解消

中鎖脂肪酸が頑固なサビをとる！

もし、なかなかケトン体回路が回らない（試験紙を使っても反応しない、あるいは減量期に入ってもやせていかない）場合は、サビついている証拠。ココナッツオイルやココナッツミルクを摂って、ケトン体回路を開通させましょう。これらに含まれる中鎖脂肪酸という油の成分は、体内でケトン体に変化しやすく、ケトン体回路のサビを取り除いてなめらかに回す着火剤の役割をしてくれます。

ココナッツオイルを選ぶときは、中鎖脂肪酸の含有率が60〜80％と比率の高いもので、栄養の損失が少ない低温圧搾のものがオススメ。加熱してもOKなので、コーヒーなどの飲み物に入れたり、エスニック系の料理の炒め油として使ったりしてみて。

ココナッツオイルは1日に大さじ2、ココナッツミルクなら1日に大さじ6〜10を、3〜4時間おきに分けて摂るようにします。ほんのり甘く、香りがよいので抵抗なく取り入れられるはず。無事ケトン体回路に入ってやせ出したら摂取を止めましょう。

導入期06

ココナッツオイルでも回らなければMCTオイルを投入

中鎖脂肪酸100%の強力な助っ人

もし、ココナッツオイルやココナッツミルクを摂ってもケトン体回路に入らない！　導入期の1週間、完璧に断糖したのにちっともやせない……などということがあった場合は、誘導体を「MCTオイル」に変えてみて。

MCTオイルとは、ココナッツオイルの主成分である「中鎖脂肪酸」を100％使用したスーパーオイルです。何を隠そう、MCTとは中鎖脂肪酸という意味なのです。

MCTオイルはココナッツオイルとは違って加熱はNGですが、味にクセがなくサラサラしているため、葉物野菜にかけてドレッシング代わりにしてみましょう。強制的にケトン体回路に入れてくれる、強い味方です。

ただし、たいていの場合、どんなにひどくサビついていても、1週間ないしは2週間の断糖でケトン体回路に入れるはずです。おかしいと思ったら自己判断をせずに、医師や専門家に必ず相談してください。MCTオイルはそれからでも遅くありません。

導入期07

目量り推奨！
1日「手のひら2枚分」が目安

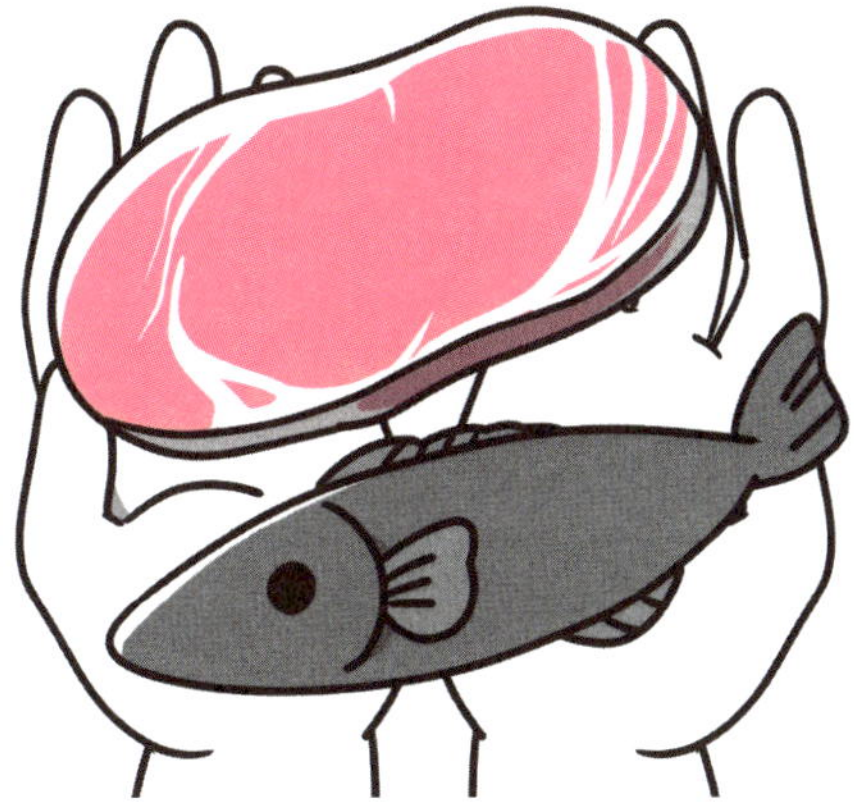

細かく算出しなくてもだいたいでOK!

1日に必要なたんぱく質の量を、肉で換算すると、体重60kgの人で360〜480gですが、いちいち計量するのも正直、面倒ですよね。そこでオススメなのは、目分量。

お肉や魚は、おおよそ「手のひら2枚分」。**目量りで「だいたい両手を広げた分」と覚えておくとざっくりした目安になります。**葉物野菜・きのこ類・海藻の1日の摂取量の目安は、手のひら2枚分以上。これを1日のなかで数回に分けていただきます。

導入期
08

導入期には赤身肉を食べまくれ

食材中のL-カルニチン含有量（mg）

可食部100g中

食材	L-カルニチン含有量
羊肉	189
牛肉	131
豚肉	70
鶏肉	30
まぐろ	4.5
サンマ	17

日本栄養食糧学会誌／日本食肉消費総合センターより

牛や羊の赤身肉を積極的に摂る

導入期は、断糖に加え、体に必要な栄養素をたっぷり摂って「いい体」をつくる時期。必ず食べるべき三大食品は、①たんぱく質、②葉物野菜・海藻・きのこ類、③オメガ3脂肪酸油ですが、**たんぱく質の中でも特にオススメなのが、赤身肉です。**赤身肉は脂肪を燃焼させるL-カルニチンが豊富に含まれています。とりわけ牛肉や羊肉は含有量が高いため、導入期には積極的に食べましょう。

導入期09

オメガ3オイルをサラダにかける

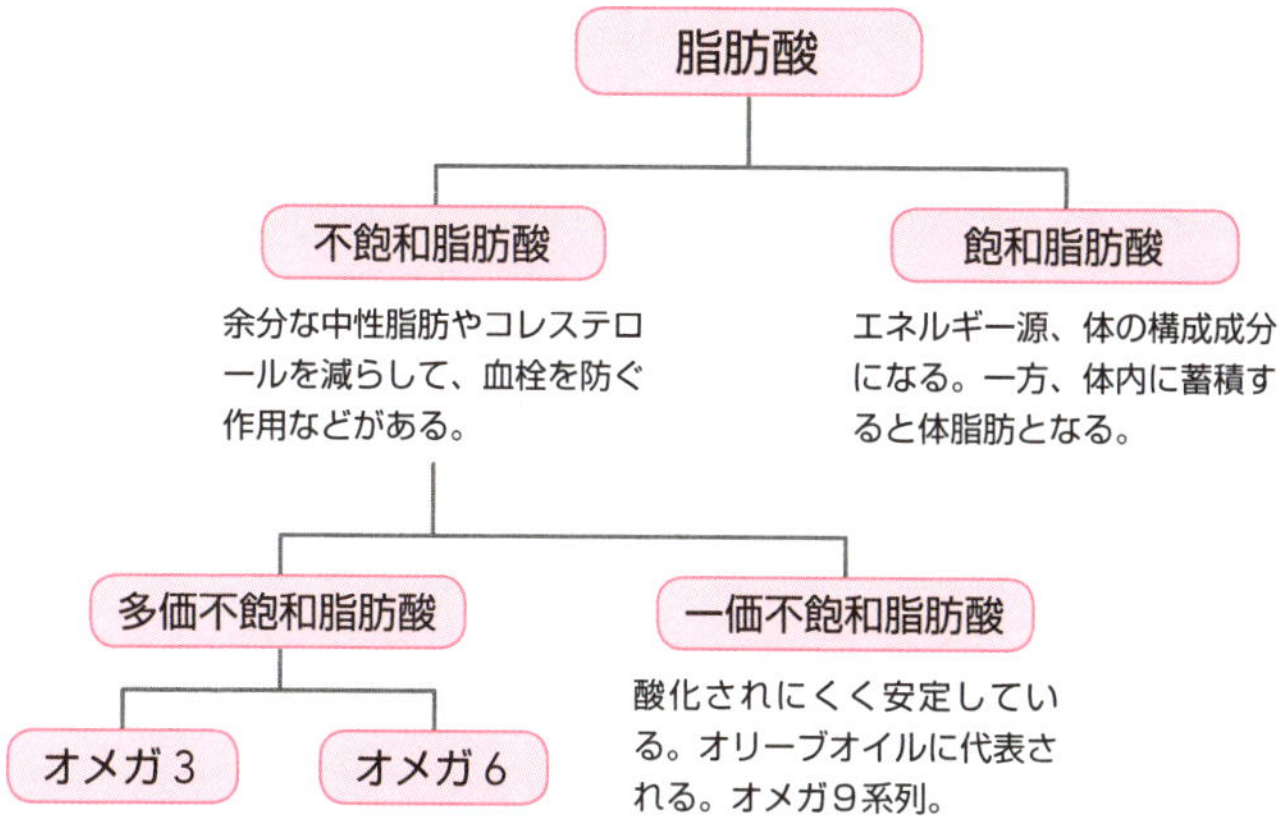
脂肪酸
不飽和脂肪酸
余分な中性脂肪やコレステロールを減らして、血栓を防ぐ作用などがある。
飽和脂肪酸
エネルギー源、体の構成成分になる。一方、体内に蓄積すると体脂肪となる。
多価不飽和脂肪酸
一価不飽和脂肪酸
酸化されにくく安定している。オリーブオイルに代表される。オメガ9系列。
オメガ3
オメガ6

オメガ3脂肪酸は毎日必ず摂る！

「油はカロリーが高くて太る」というのは、間違ったダイエット神話です。酸化した揚げ油やトランス脂肪酸など、摂ってはいけない油があるのは事実ですが、「麻生式ロカボダイエット」では毎日摂取してほしい油があります。それは必須脂肪酸であるオメガ3脂肪酸。小魚や青魚にはEPA・DHAなどが豊富。植物油では**亜麻仁油やえごま油、サチャインチオイル、チアシードオイルなどに豊富に含まれています。**

導入期10

糖質入りの調味料は台所から1週間追放せよ

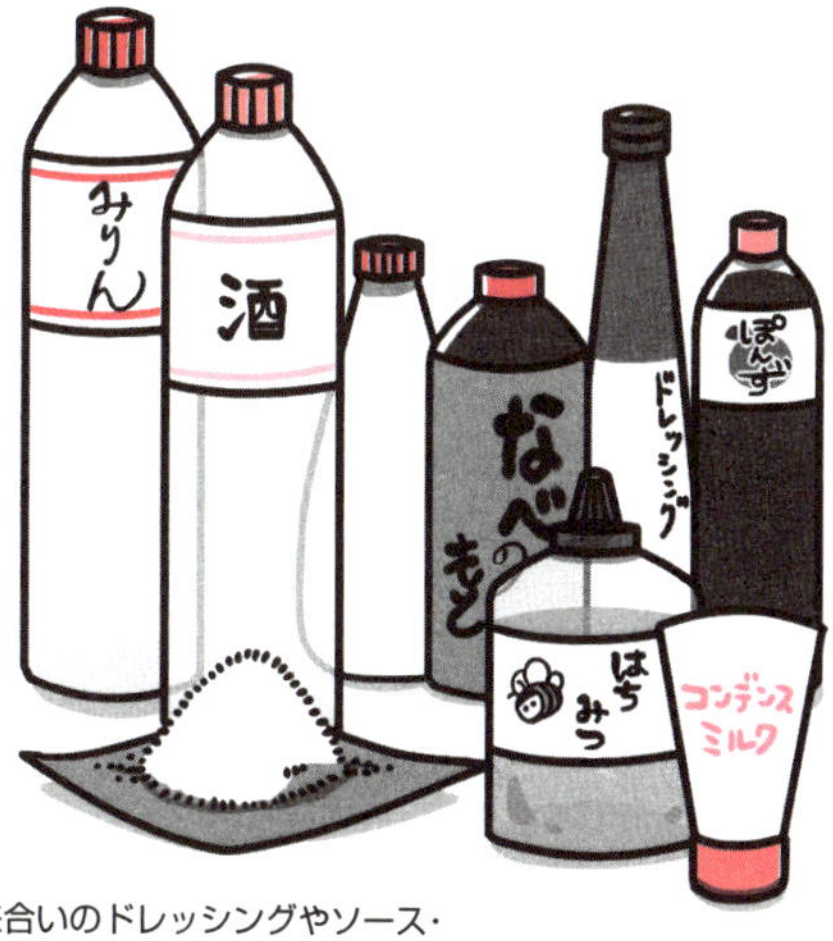

このほか、出来合いのドレッシングやソース・ケチャップも糖質たっぷり。要注意です。

糖質たっぷりの加工調味料に注意！

食材には気を付けていても、意外に見落としがちなのは調味料。白砂糖やみりんはもちろん、料理酒も糖質たっぷりです。また、めんつゆをはじめとした便利な加工調味料も果糖ブドウ糖液糖が含まれています。１週間は台所から追放しましょう。

加工調味料のなかでは、唯一マヨネーズはOK。ただし、カロリーオフのものはコクを出すために糖質が使われていることがあるので要注意です。

導入期11

ズボラでOK！
調理はするな、素材を味わえ

手をかけない料理が正解

ダイエット食というと、面倒な計算や計量、調理法……考えるだけでウンザリ、という人も少なくないと思います。けど、麻生式ロカボダイエットは、両手に乗るぶんのたんぱく質と野菜やきのこ類を、塩やしょうゆベースで焼いたり煮たりするだけ。合言葉「それ、原始時代にあった？」のとおりで、調理法もシンプル・イズ・ベスト。**ひと言でいえば、ズボラ料理が成功のヒケツです。**

私が提案するメニューには、揚げ物やハンバーグといった手間のかかる料理はありません。衣やつなぎに使う小麦粉やパン粉に糖質が含まれているということもありますが、それを抜きにしても、サッとつくることができる簡単レシピでないと続かないからです。疲れている日に食事つくるの、面倒ですものね。食事とは料理ではなく、素材、つまり栄養をいただくこと。そうゆるく構えて、導入期の1週間をズボラ料理で乗り切ってください。

導入期 12

食べる順番は
ベジファーストがベター

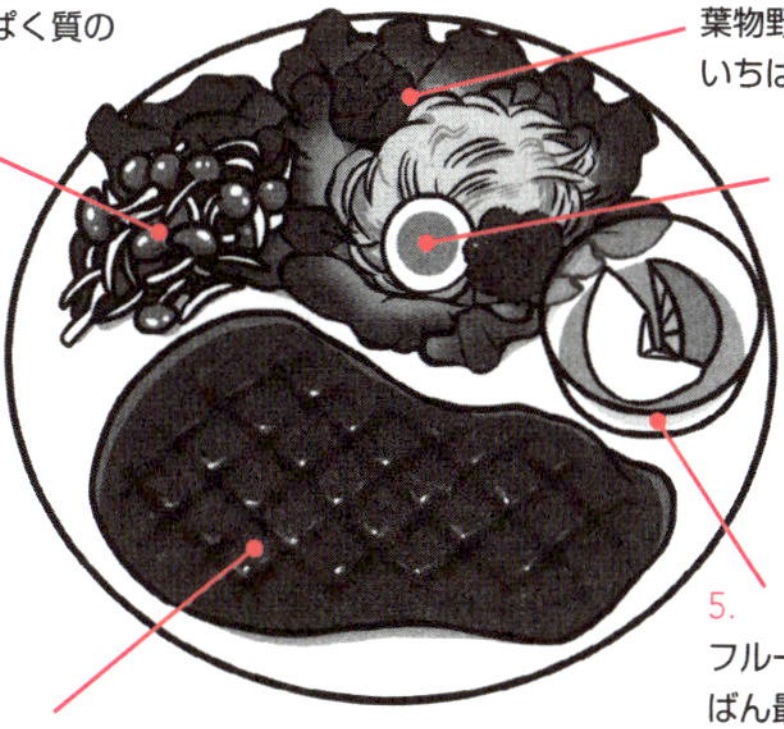
2.
きのこ類もたんぱく質の前に摂ります。
1.
葉物野菜・ブロッコリーなどはいちばんはじめに手をつける。
3.
卵とお肉はどちらが先でもOK。
フルーツは、残すかいちばん最後に。
4.
たんぱく質は、とくに丁寧に、ゆっくりかんで食べる。

消化を助け血糖値を上げない

「麻生式ロカボダイエット」では、ワンプレートでも食べる順番があります。ベジ(タブル)ファースト、野菜類からが理想です。

野菜には水溶性・不溶性の食物繊維が含まれており、水溶性のものは粘着性があるため消化管をゆっくりと移動、結果、糖質の吸収を穏やかにして血糖値を上げません。また、不溶性の食物繊維は水分を吸収して膨らむため、消化管を刺激して便通をよくする作用があります。

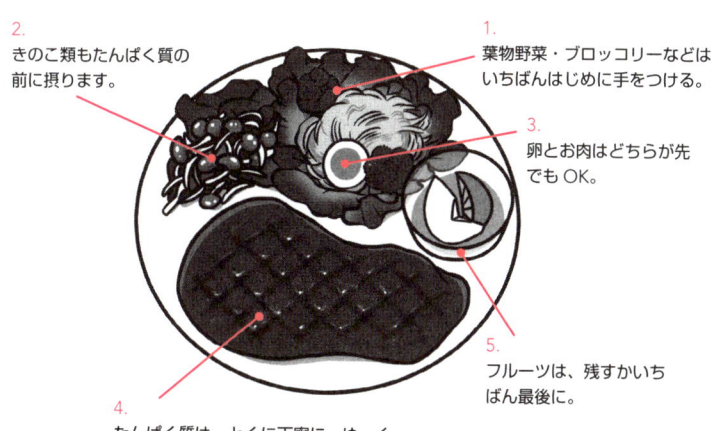

導入期
13

更なる1週間延長で確実にリバウンド防止

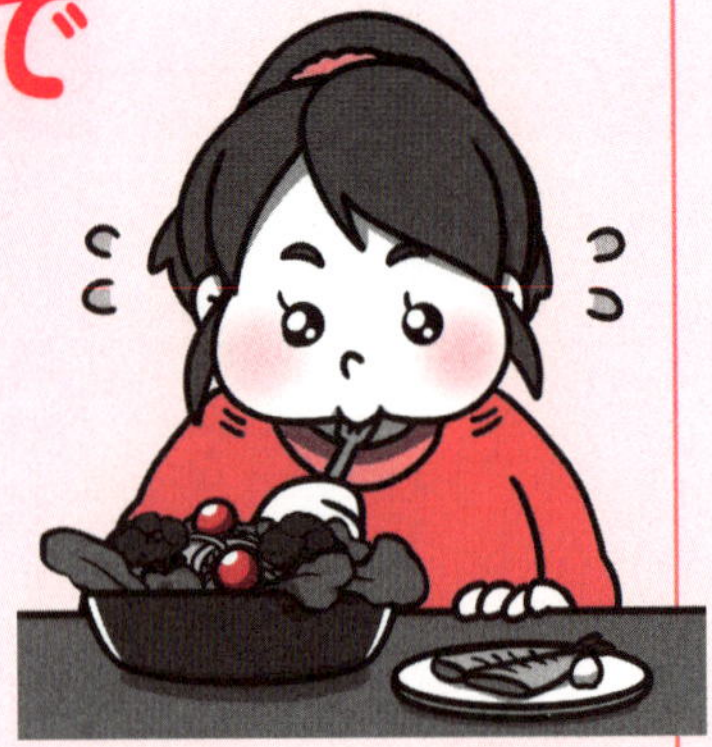

ケトン体回路をさらにスムーズに

〝本気を出す〟1週間、つまり導入期のコツ紹介も、そろそろラスト。週の後半にもなれば体もケトン体回路に入り慣れてきた頃です。体重も少しずつ落ちはじめていると思いますので、減量期に移りましょう。

けれども、なかにはまだうまくケトン体回路に入れない人や、もうちょっとで入れそうなんだけど……という状態の人もいるでしょう。こればかりは人によります。ケトン体回路に入るスピードには個人差があるのです。

もし1週間実行しても、体重が落ちはじめなければ、導入期を1週間延長してみましょう。 また、案外ラクに1週間を乗り切れた人や、これならもう少しいけそう、と感じた人は、すでに体重が減り出していても、あと1週間延ばしてOK。2週間実行すれば、ケトン体回路でのエネルギー代謝がますます板につき、その後、多少、体に糖質を入れてもそう簡単にリバウンドしない体に変わっていきます。

導入期14

これで成功！
1週間導入期完コピメニュー

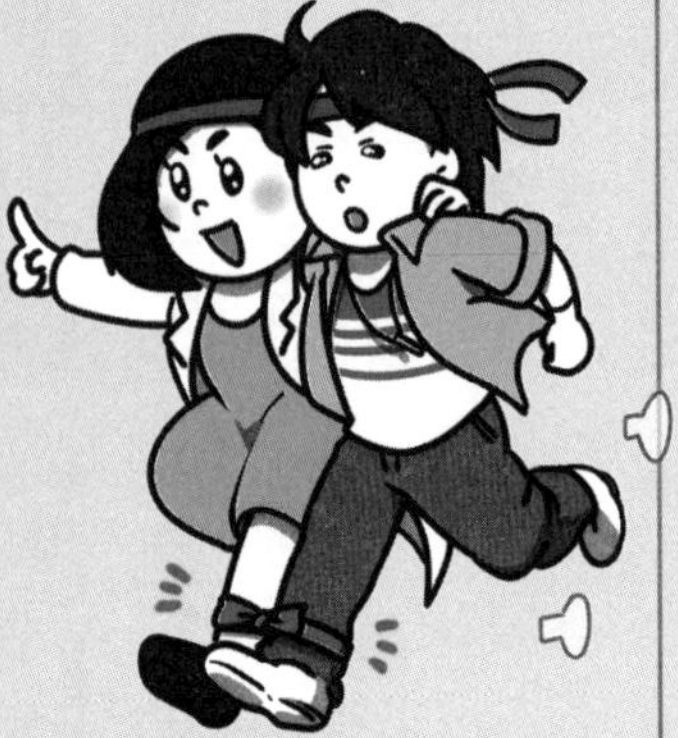

「完コピ」でOK！ 必ずやせるロカボ食

麻生式ロカボダイエットが99％成功する理由、それは、導入期用の1週間分の完コピレシピがついているからです（P112〜参照）。食べ物に〝隠れ糖質〟が潜んでいたり、たんぱく質が足りていなかったりなどの理由でなかなかうまくケトン体回路を回せていなかった人も、このレシピなら大丈夫。私が20kgやせた原因である「豚しゃぶサラダ（P4）」のセオリーが詰まっています。これをそっくりそのままマネするだけでOK。原始時代にかえった〝ズボラ料理〟のコツをつかんでください。

メニューは片付けも簡単で目量りしやすいワンプレート盛りが基本。素材の旬を考えて、春夏バージョンと、秋冬バージョンを用意しました。春夏にはさっぱりいただけるメニュー、秋冬は鍋ものや汁ものといった温かいメニューが中心です。サラダチキンやゆでたブロッコリーなど、あると便利なつくりおきおかずも紹介。買い逃しのないよう、1週間の買い出しリストと、買い足しリスト付きです。

STEP 2

減量期

1週間、よくがんばったわね！ これでサビついていたケトン体回路もスムーズに回っているはずよ。さあ、次はいよいよ自分の体脂肪を燃やしていく番よ！ 面白いように体重が減っていくわ。1日60gまでなら、糖質を入れてもOK。解禁できる食べ物も少しだけ出てくるわ。

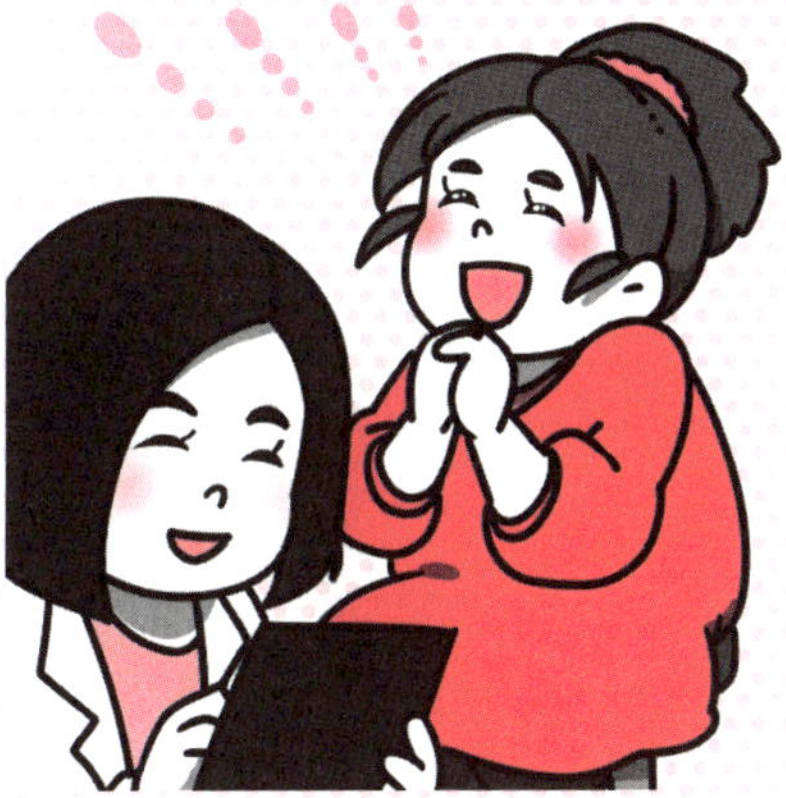

減量期 01

ケトン体回路が回ったら次は自分の脂肪を燃やせ

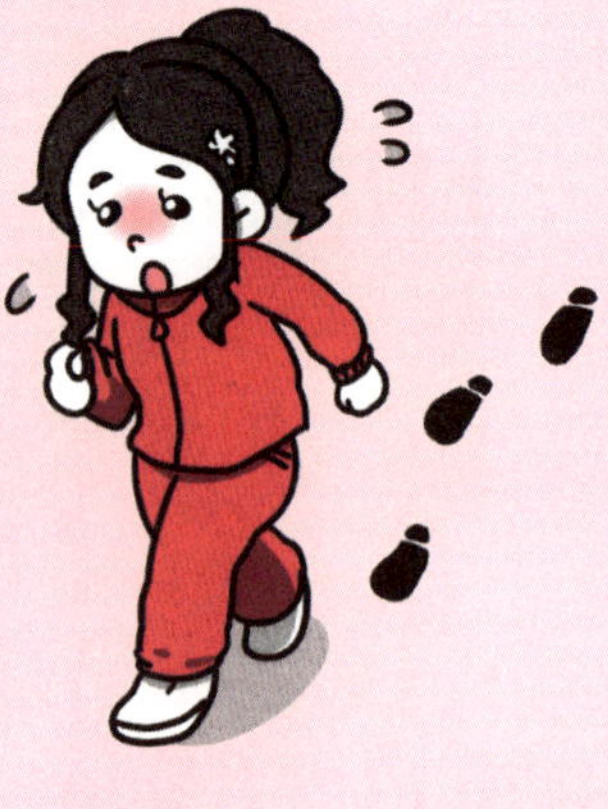

フィーバーを逃さず、どんどんやせる！

導入期の1週間が過ぎる頃には、体がケトン体回路に入りやすくなっています。この時期は、パチンコでいうフィーバー状態（ちょっと古いかしら……）。脂肪を燃やしはじめるタイミングです。ロカボ食を続けながら、体についた余分な脂肪をどんどん燃やして、理想体重を目指しましょう。

ただし、**あくまでも減らすのは「脂肪量」であり、「除脂肪量（筋肉）」ではありません。**筋肉は体の宝物。たんぱく質を毎日しっかり摂り、筋肉量をキープする必要があります。減量期は、導入期と合わせて1カ月が目安。これ以上減量する場合は、私をはじめとするダイエット指導者の指導を受けてください。

なお、この時期はウォーキングなどの有酸素運動を行うのも効果的。運動をする場合は、たんぱく質をいつも以上に摂るように心がけましょう。筋肉がつけば基礎代謝が上がり、ますますエネルギーが燃えやすい（太りにくい）体になっていきます。

減量期 02

面白いほどやせていく。カギは「正しくたくさん」食べる

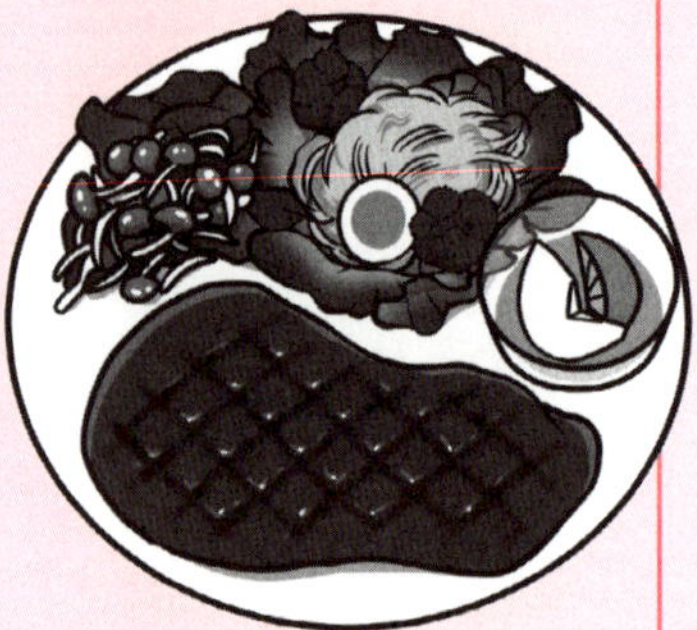

たんぱく質、野菜、オメガ3は何があっても必ず摂るべし！

私はよくダイエット指導で「ちゃんと食べないとやせないよ！」というのですが、最初は皆さん、なかなかわかってくれません。で、減量期に入ると皆、急に納得する。「本当ですね、先生！」っていうようになるのです。

健康的にぐんぐんと体重が減っていく秘密は、糖質をカットするだけではなくてトレードでたんぱく質、野菜、オメガ3オイルを毎日きちんと摂るからです。食べないダイエットは、体が飢餓状態と勘違いして、命を守るためにエネルギーを貯め込んでしまいますが、麻生式ロカボダイエットはその逆。必要な栄養素をしっかり摂るので体の代謝がよくなり、糖質による血糖値の乱高下もなくなります。

麻生式を実践した人からは「空腹感を感じなくなった」、「体がポカポカ温かくなった」、「食後の眠気がなくなった」、「むくみがなくなった」などという声がよく聞かれますが、皆さんもぜひ、実感してみてほしいと思います。

減量期03

ケトン体回路が回りだせば食べられるものも増える

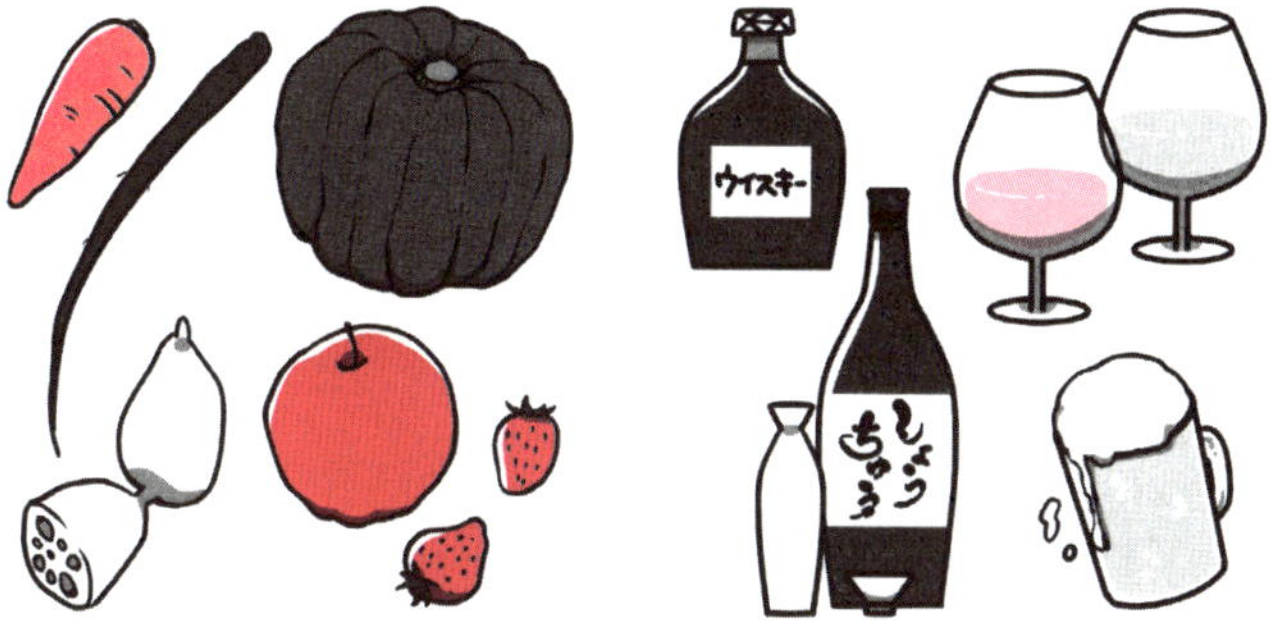

お酒は蒸留酒なら導入期もOKですが、ストイックにいくなら糖質ゼロのもので。

糖質インの食べ物でダイエットの息抜きを

糖質をカットするのが麻生式の極意とはいえ、ストイックにやりすぎるとストレスがたまります。**減量期は、それまでNGだった根菜類や、無糖ヨーグルト、純生クリーム（乳脂肪のみ）などを少量、解禁してもOK。**ただし、分量は、減量期の糖質量である1食20g未満に抑えること。まさかご飯代わりにしようと考える人はいないと思いますが、注意して。ゆる解禁して息抜きすれば、精神面も健やかに保てます。

減量期
04

生理前などの抑えがたい欲求は実は栄養素不足かも

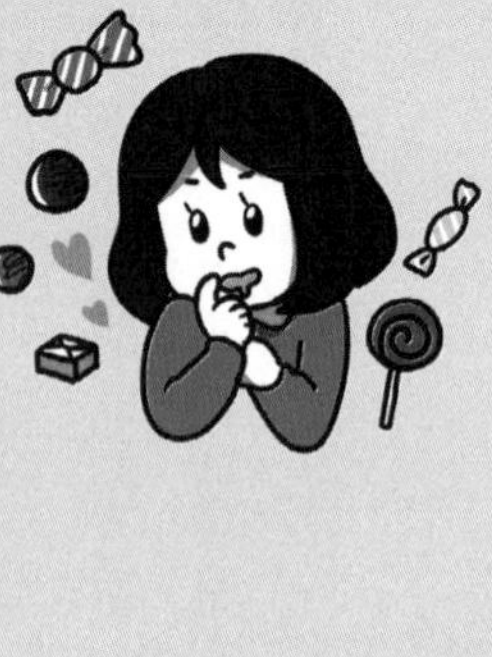

工夫次第でスイーツだって楽しめる

生理前はイライラしたり、頭が痛くなったり……ふだんと違う不調に悩まされるという人も多いですよね。こんなとき、ムリにガマンしてもいいことはありません。ですから、**導入期はできるだけ生理前や生理中を避けたほうがいい**のですが、減量期に入っていれば多少の糖質は大丈夫。ほんの少しの甘さを自分に許しちゃいましょう。

私のオススメはマスカルポーネチーズに、ピュアココアパウダーをかけただけの〝なんちゃってティラミス〟。ピュアココアとは純ココアのこと。砂糖が入っていないので、私も糖質オフスイーツとしてたまに楽しんでいます。温めたココナッツミルクに、ピュアココアを振ったホットドリンクもおいしい。チョコレートだって、カカオ含有量が80や90と高ければ、糖質はそのぶん下がります。

生理前に体調不良で糖質がほしくなるのは、たんぱく質やビタミン・ミネラルが不足しているから（特に鉄分）。自分に必要な量が摂れているかもう一度チェックしてみて。

減量期
05

外食も工夫次第で解禁に

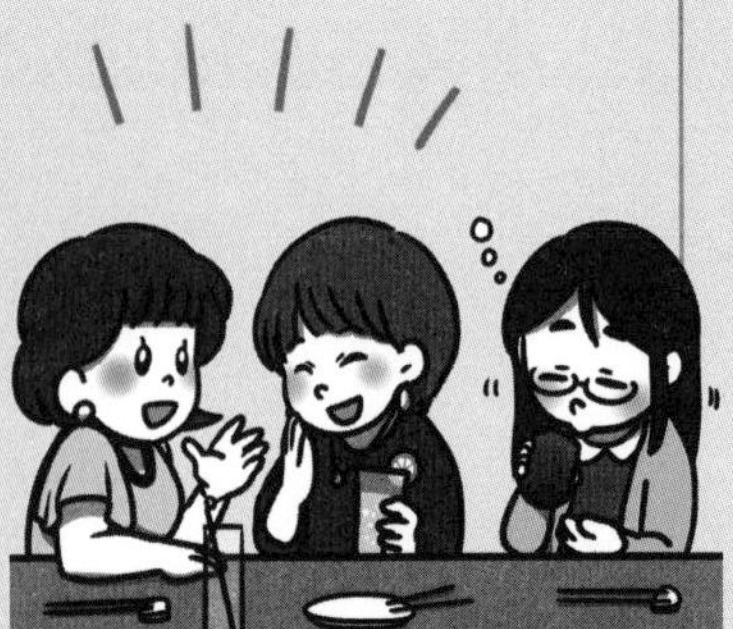

メニューのチョイス次第で糖質オフが可能

どうしても付き合いで外食しなければならないこともあります。たった1週間、導入期だけは避けてほしいのですが、減量期に入っていれば大丈夫。メニュー選びさえ間違えなければ、ダイエットを続けながら外食を楽しむことができます（P186参照）。

メニュー選びの基準は、家でロカボ食をつくるときと一緒。**肉や魚をシンプルに焼いたステーキやグリルなどがベストです。**調味料には、たいがい糖質が入っているので、ソースやたれが少ないものか、別添えのものを。焼き肉店では、たれではなく塩で。ファミリーレストランでは、付け合わせのポテトやコーンは残します。

イタリアンやフレンチ、スペイン料理のレストランや、居酒屋などは、比較的、肉や魚を使ったメニューが多く、選択肢が広がります。とろみ付けに片栗粉を使うメニューが多い中華料理でも、あんかけは止めてシンプルな素材ものを選べばOKです。

STEP 3

維持期

おめでとう！　理想の体重になれたのね。ここまでやり遂げたあなたなら、もう、食事をある程度、戻しても大丈夫よ。でも、きっといまのあなたは糖質をそんなに欲していないんじゃないかしら？　あとはムリなく、ゆるゆるとロカボを続けていけば大丈夫。二度と太らない体の出来上がりよ。

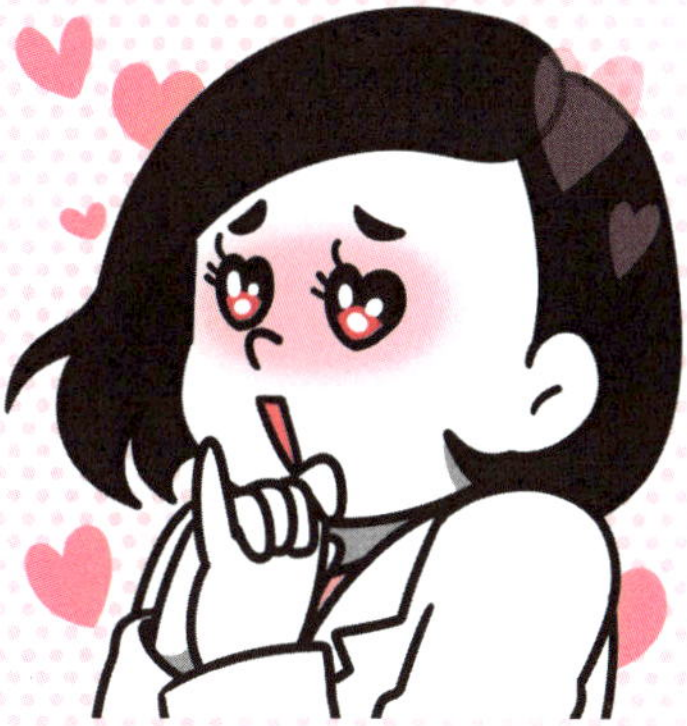

維持期01

1食50g程度の炭水化物も解禁

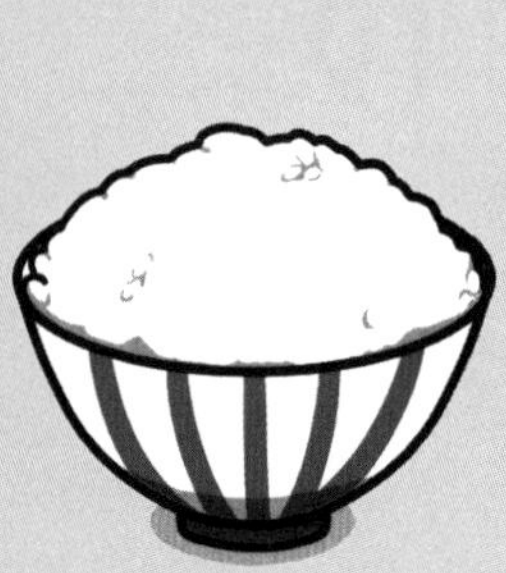

リバウンドに注意しながらほどほどに糖質を楽しんで

「麻生式ロカボダイエット」は、一生続けても問題ありませんが、以前のように糖質も楽しみたいという人も、なかにはいるかもしれません。**実は、導入期、減量期と、ロカボダイエットを実践してきた人は、あまり糖質の影響を受けない体になっています。**維持期なら、1食あたり20gほどの糖質だったらビクともしません。これは、ご飯だと茶碗1／3量くらい。糖質量とは炭水化物量から食物繊維を抜いたものです。

ただし、久しぶりの糖質だからといって、ここぞとばかりに、食べすぎたりしないこと。さすがにリバウンドしてしまいますよ。

ただ、維持期までくれば、以前ほど糖質に執着がなくなっています。何を食べればよいのか、悪いのかの判断もでき、ロカボ食が板についているはず。糖質は絶対悪ではなく、いままでが摂取しすぎだっただけ。糖質は、ほどほどに楽しむぶんには害ではありません。

維持期02

お酒は種類を決めて楽しもう

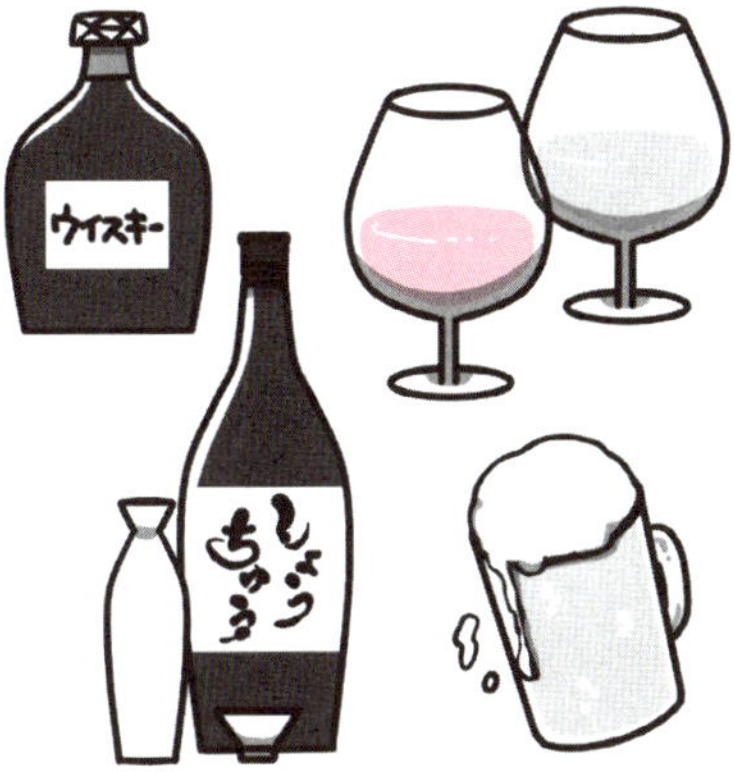

「カロリーゼロ」や「糖質オフ」は糖質ゼロではないので注意して。

糖質が少ない蒸留酒と辛口ワインはOK！

お酒も上手に選べば糖質カットしながら楽しめます。**飲んでもよいのは、糖質ゼロのウイスキー、ウォッカ、ジン、焼酎などの蒸留酒。**無糖の炭酸水や、果糖の少ないライムを使って、ハイボールやジン・リッキーなどをつくって飲んでも楽しいかも。ＮＧなのは、ビールや日本酒を始めとする醸造酒。梅酒、紹興酒、甘いカクテルや酎ハイなどは避けて。ワインは醸造酒ですが、辛口ならばＯＫです。

維持期 03

お寿司、パスタ、パン……。月1でごほうびに！

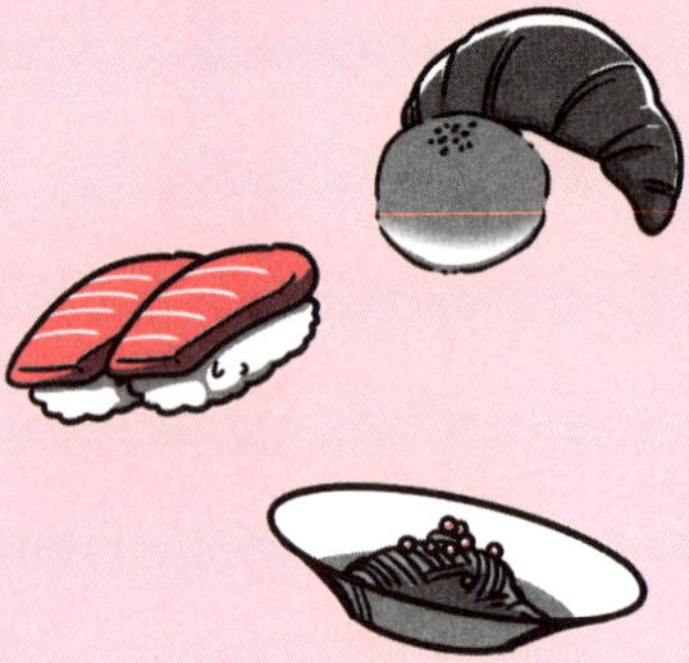

心の欲求を満たしてストレス解消！

「一生パスタが食べられないなんて、絶対我慢できない」「お寿司だけは、たまに楽しみたい」……。誰にでも好きで止めたくない糖質が1つや2つはあるはず。丼ものやラーメン、パスタ、お寿司、ハンバーガーなどは糖質と脂質のかたまり。導入期は絶対にNG、減量期でもできれば避けてほしいのですが、維持期に入れば月に1度くらいなら、楽しんでも大丈夫。自分へのご褒美を、特別に許してあげましょう。いままでガマンしていたぶん、「食べた!!」という満足感で満たされるはず。こんな日が、ゆるっと長く「麻生式ロカボダイエット」を続けるうえで、大切な息抜きになります。

ただし、糖質オフのパンや糖質オフ麺などに気持ちがいきはじめると、糖への執着がまた再開してしまう可能性も。解禁日は糖質オフは忘れてかまいませんから、その代わり中途半端なことは止めてください。ご飯やパン、麺などは、主食ではないと心得て。あくまでも「ごほうび」と考えるようにしましょう。

維持期04

3食のバランスは3(朝)・2(昼)・1(夕)か2(朝)・3(昼)・1(夕)で

さらなるリズムの改善で「麻生式ロカボダイエット」は完璧！

1日の食事のバランスは、本来は朝か昼に比重を置くのが理想的。なぜなら、人間の体は、日の出〜日中には「代謝消費スイッチ（交感神経）」が、夜や安静時には「休息スイッチ（副交感神経）」が入るようにできているからです。**原始時代の昔から、人間の代謝リズムは変わりません。**

体は朝〜昼間によく働くので、必要なたんぱく質とビタミンをしっかり摂る必要があります。対して夜は代謝が落ちるので、負担をかけない食事で体を休めましょう。夕飯を減らせない場合は、消化を助けるためにしっかりとよくかんで。

導入期ではここまで考えるのは大変ですから、完コピレシピ（P112）ではこのメソッドを外しています。慣れない食事に頭を悩ませたうえに、リズムまで元に戻そうとしたら混乱してしまうからです。だけど維持期に入ってしまえば麻生式ロカボにも相当慣れてきているはず。さらに原始時代のリズムに食生活を戻せれば完璧です。

CHAPTER 3

導入期の1週間を
99%成功へ導く
完コピレシピ！

シンプルで簡単なワンプレートレシピを、野菜や魚介の旬を考慮して、春・夏メニュー、秋・冬メニューのそれぞれ1週間ずつ用意しました。まずは1週間、いけそうだったら2週間続けてみましょう。

この章の使い方

最初に、春夏（P114~117）、秋冬（P120~P123）の、1週間のメニューを紹介しています。各メニューのレシピは、レシピNOの下に示されたページに掲載されています。
レシピページには、どの季節の、朝、昼、夕食のうちどのメニューかがわかるようアイコンで示しています。

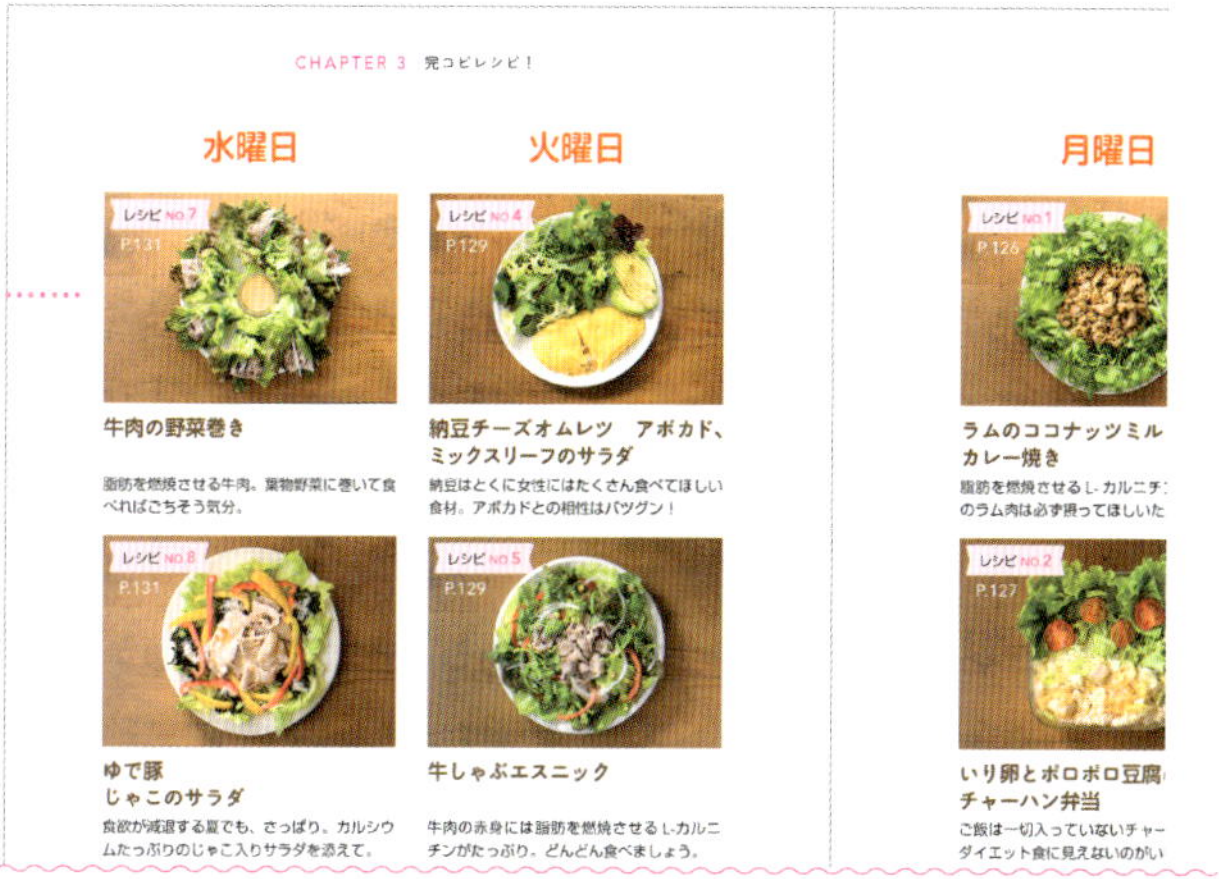
CHAPTER 3　完コピレシピ！

水曜日

レシピ NO.7 P.131
牛肉の野菜巻き
脂肪を燃焼させる牛肉。葉物野菜に巻いて食べればごちそう気分。

レシピ NO.8 P.131
ゆで豚
じゃこのサラダ
食欲が減退する夏でも、さっぱり。カルシウムたっぷりのじゃこ入りサラダを添えて。

火曜日

レシピ NO.4 P.129
納豆チーズオムレツ　アボカド、ミックスリーフのサラダ
納豆はとくに女性にはたくさん食べてほしい食材。アボカドとの相性はバツグン！

レシピ NO.5 P.129
牛しゃぶエスニック
牛肉の赤身には脂肪を燃焼させるL-カルニチンがたっぷり。どんどん食べましょう。

月曜日

レシピ NO.1 P.126
ラムのココナッツミルカレー焼き
脂肪を燃焼させるL-カルニチ
のラム肉は必ず摂ってほしいた

レシピ NO.2 P.127
いり卵とポロポロ豆腐
チャーハン弁当
ご飯は一切入っていないチャー
ダイエット食に見えないのがい

何曜日のいつの食事か
B= 朝食　L =昼食　D =夕食

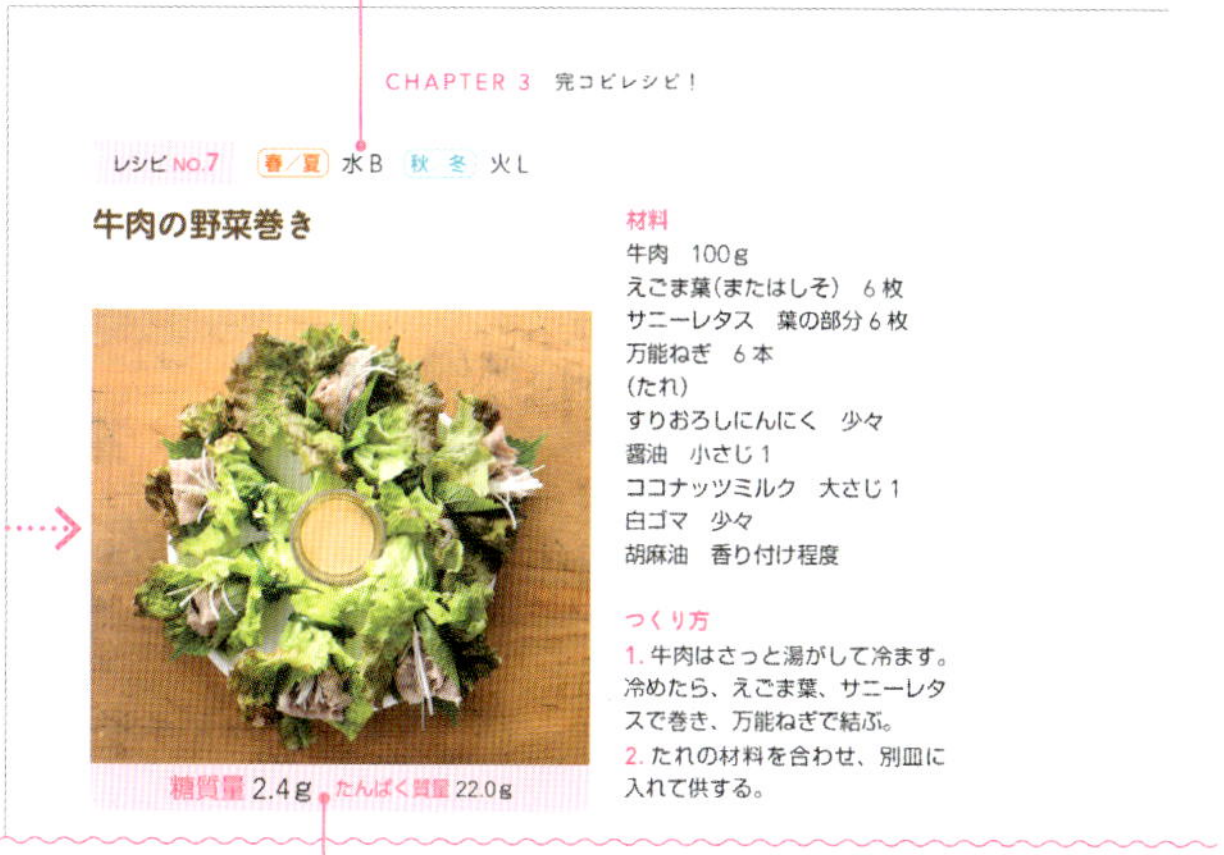
CHAPTER 3　完コピレシピ！

レシピ NO.7　春/夏 水B　秋/冬 火L

牛肉の野菜巻き

糖質量 2.4g　たんぱく質量 22.0g

材料
牛肉　100g
えごま葉（またはしそ）　6枚
サニーレタス　葉の部分6枚
万能ねぎ　6本
（たれ）
すりおろしにんにく　少々
醤油　小さじ1
ココナッツミルク　大さじ1
白ゴマ　少々
胡麻油　香り付け程度

つくり方
1. 牛肉はさっと湯がして冷ます。冷めたら、えごま葉、サニーレタスで巻き、万能ねぎで結ぶ。
2. たれの材料を合わせ、別皿に入れて供する。

糖質量・たんぱく質量はレシピ分量ぶん

春／夏

糖質回路⇩ケトン体回路に転換する本気の1週間！

※メニュー以外に、基本の野菜セット（P144参照）を1日の食事のどこかで必ず1回食べてください。

春夏の旬の素材を使った1週間分のレシピです。食欲が減退しがちな真夏の暑い日でも食べやすいように工夫しました。よくかんで、腹八分目の量が食事の基本。

月曜日

朝 BREAKFAST

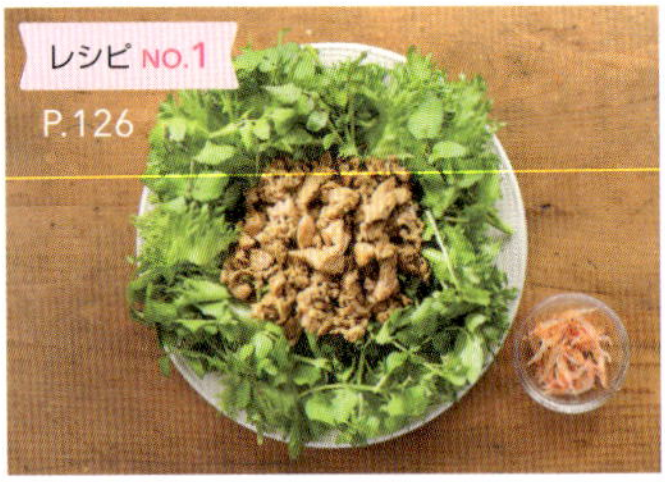

ラムのココナッツミルクカレー焼き

脂肪を燃焼させるL-カルニチンがたっぷりのラム肉は必ず摂ってほしいたんぱく質。

昼 LUNCH

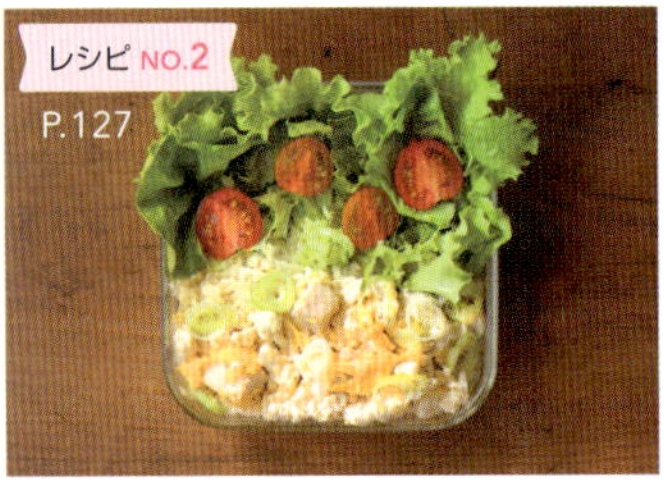

いり卵とポロポロ豆腐のチャーハン弁当

ご飯は一切入っていないチャーハン。一見、ダイエット食に見えないのがいいでしょう？

夕 DINNER

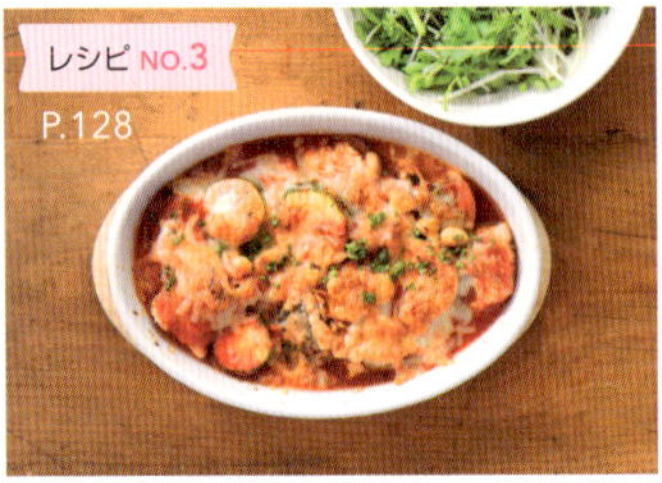

さば缶トマトソースグラタン

さば缶なら、必須脂肪酸のオメガ3が手軽に摂取できます。

水曜日

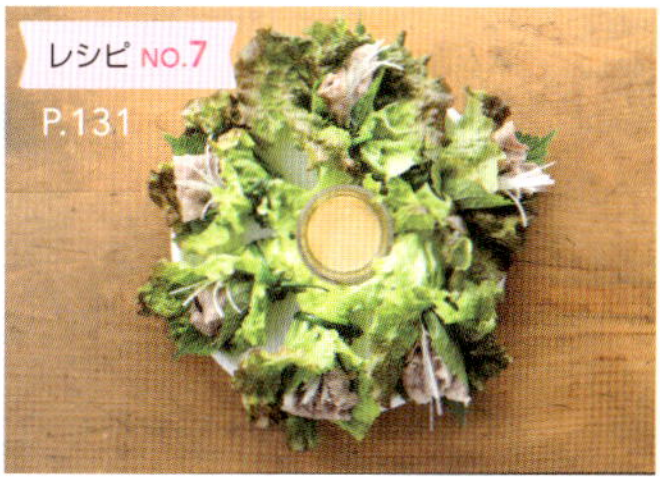

牛肉の野菜巻き

脂肪を燃焼させる牛肉。葉物野菜に巻いて食べればごちそう気分。

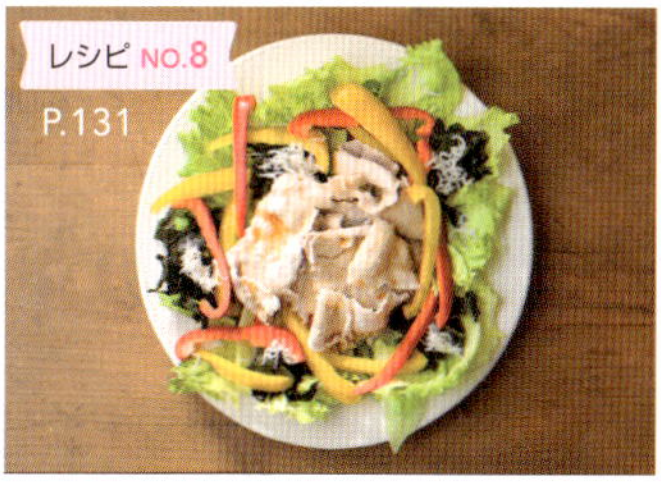

ゆで豚
じゃこのサラダ

食欲が減退する夏でも、さっぱり。カルシウムたっぷりのじゃこ入りサラダを添えて。

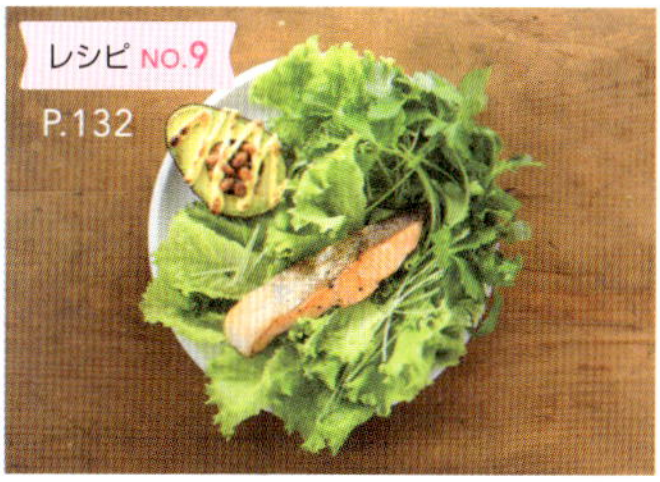

鮭のグリル
アボカドグラタン

鮭は抗酸化作用のあるアスタキサンチンが豊富。塩鮭でなく生鮭を使って。

火曜日

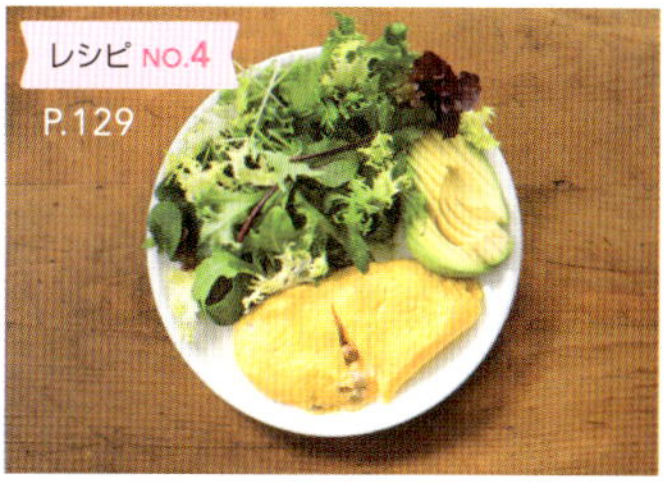

納豆チーズオムレツ　アボカド、ミックスリーフのサラダ

納豆はとくに女性にはたくさん食べてほしい食材。アボカドとの相性はバツグン！

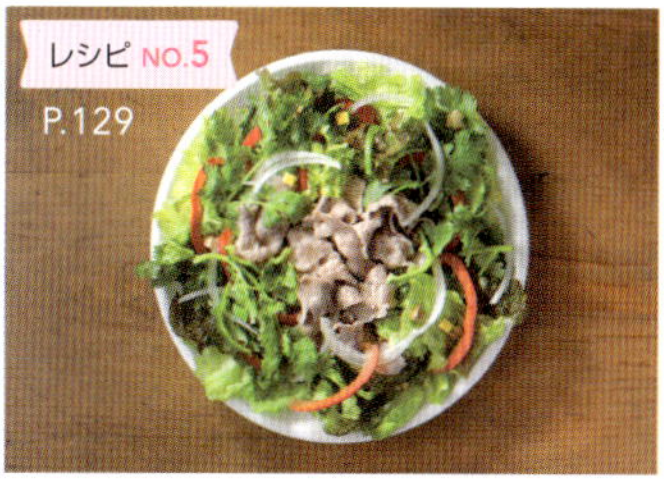

牛しゃぶエスニック

牛肉の赤身には脂肪を燃焼させるL-カルニチンがたっぷり。どんどん食べましょう。

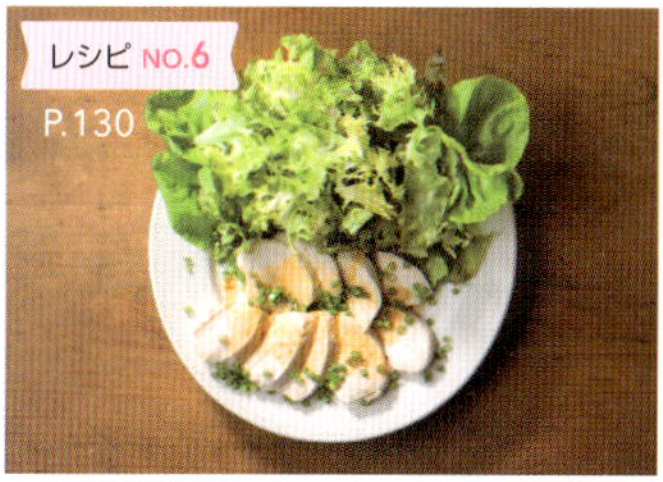

自家製サラダチキン
バンバンジー風

サラダチキンは多めにゆでてつくりおきしておくと、いろいろな料理にアレンジできます。

金曜日

朝 BREAKFAST

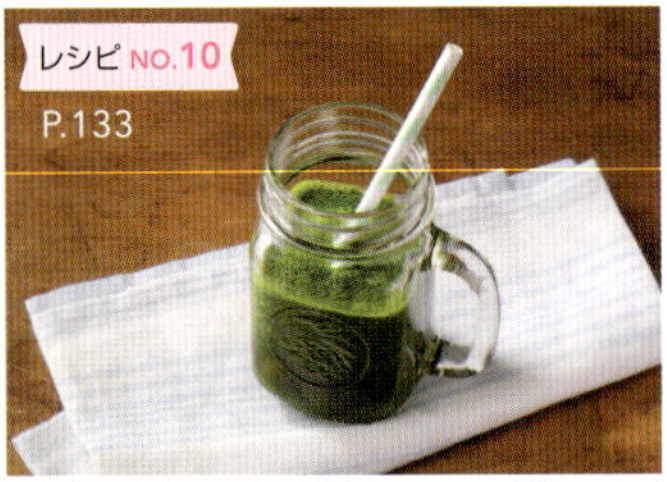
レシピ NO.10
P.133

麻生流
スペシャル野菜ドリンク

ドリンクだけで物足りなければゆで卵やチーズを足してみて。

昼 LUNCH

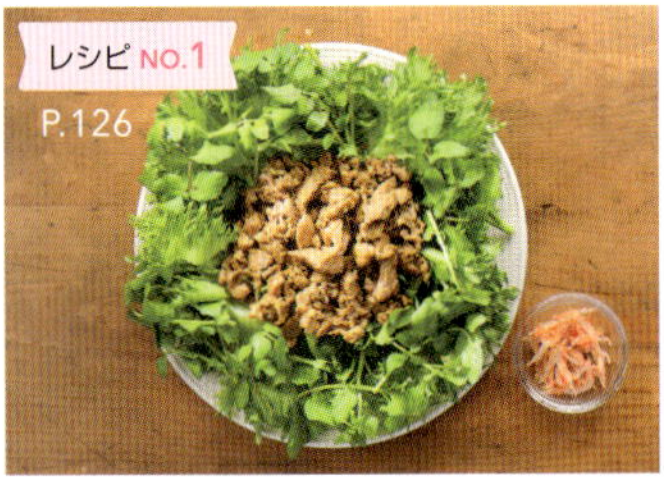

ラムのココナッツミルク
カレー焼き

ラム肉は多めに漬けおきを。お役立ちのヘビロテメニューです！

夕 DINNER

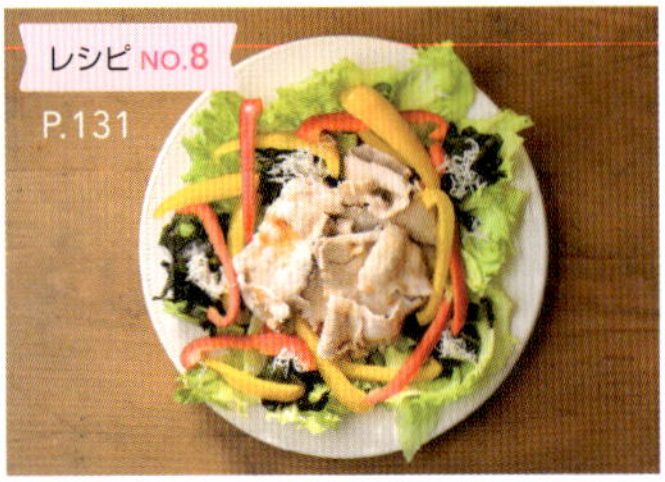
レシピ NO.8
P.131

ゆで豚
じゃこのサラダ

豚肉をゆでることで、余分な脂が流れて、さっぱりといただけます。

木曜日

朝 BREAKFAST

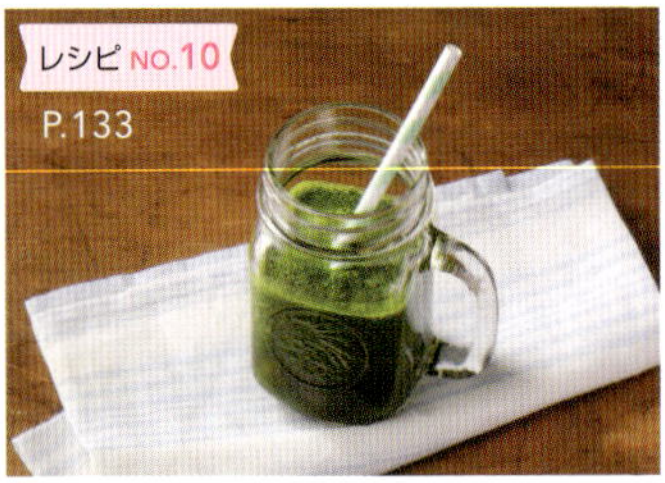
レシピ NO.10
P.133

麻生流
スペシャル野菜ドリンク

栄養価の高い香草を使った野菜ドリンク。意外にクセがなくさっぱりいただけます。

昼 LUNCH

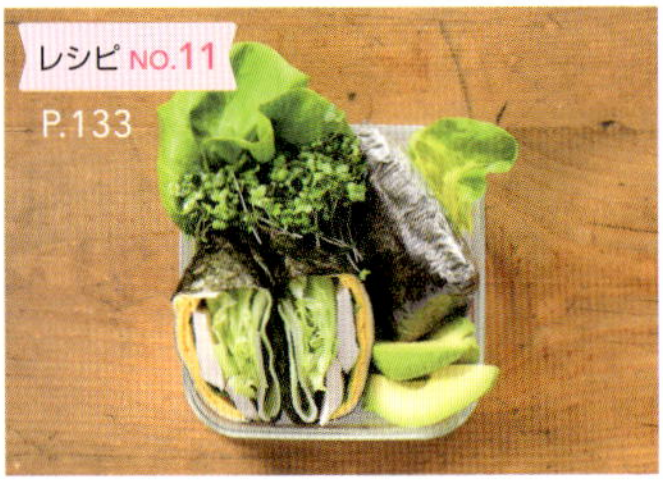
レシピ NO.11
P.133

ロカボ
サラダおにぎらず弁当

実はご飯なしのおにぎらず。これならダイエット中とは気付かれません。

夕 DINNER

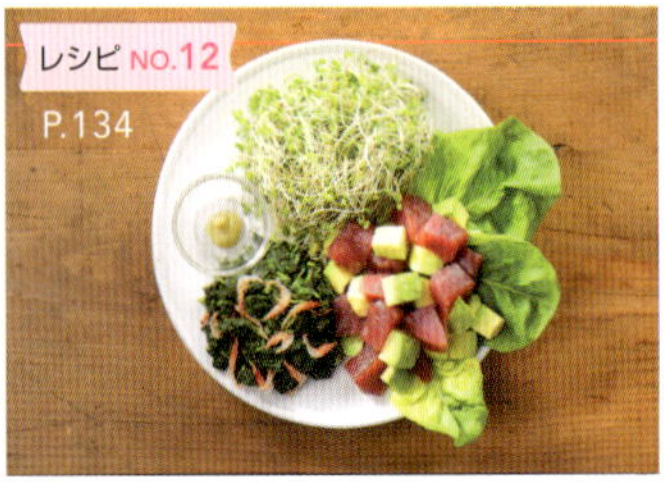
レシピ NO.12
P.134

まぐろアボカドサラダ
モロヘイヤと桜えびのあえもの

赤身の魚は高たんぱく低カロリー。鉄分も豊富。桜えびでカルシウムをプラス。

日曜日

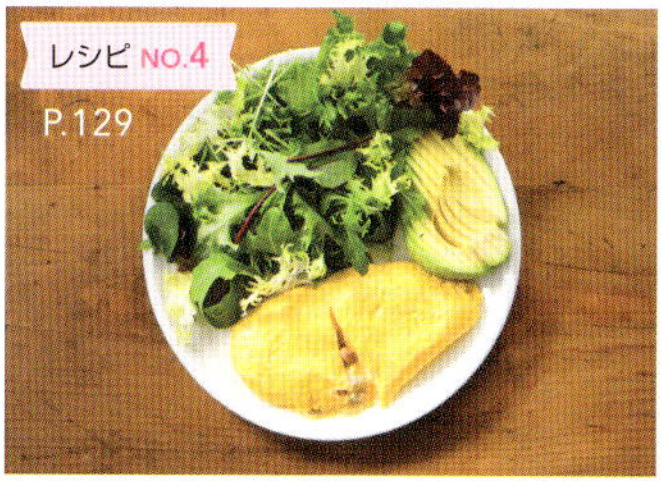

納豆チーズオムレツ　アボカド、ミックスリーフのサラダ

納豆には、脂肪燃焼に必要な鉄分、亜鉛が豊富に含まれています。

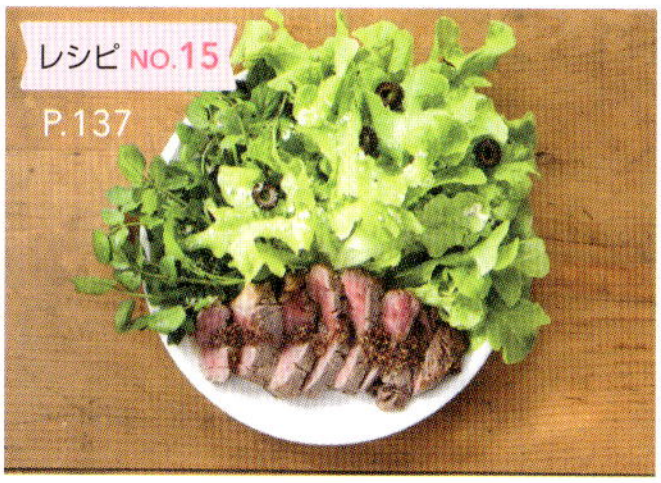
レシピ NO.15
P.137

牛ヒレステーキ　クレソンサラダ

L-カルニチン豊富な牛肉は毎日でも食べたい！　生野菜もたっぷり摂って。

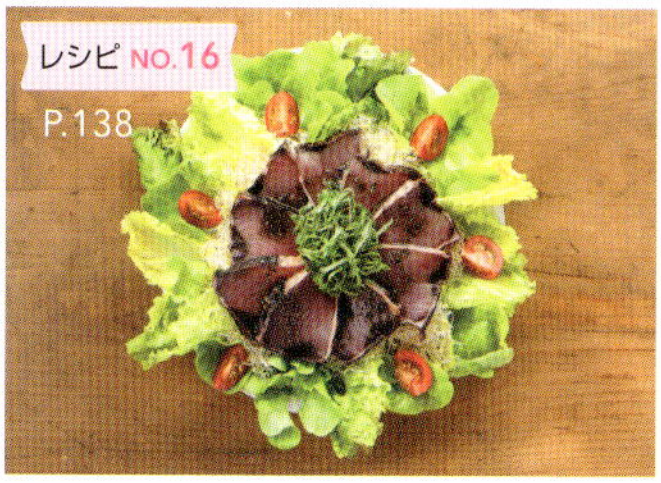
レシピ NO.16
P.138

かつおの黒ゴマソースサラダ

黒ゴマはセサミン、かつおは脂肪燃焼に欠かせない鉄分とオメガ3脂肪酸が豊富。

土曜日

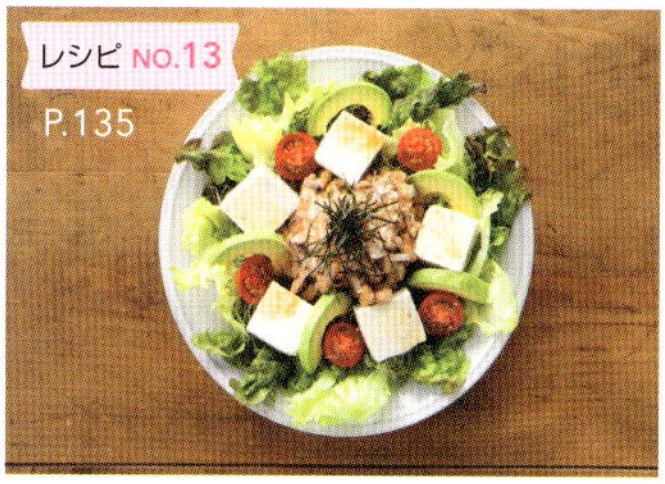
レシピ NO.13
P.135

豆腐、アボカド、納豆サラダ

植物性たんぱく質を上手に使うと、サラダの栄養価もぐっと上がります。

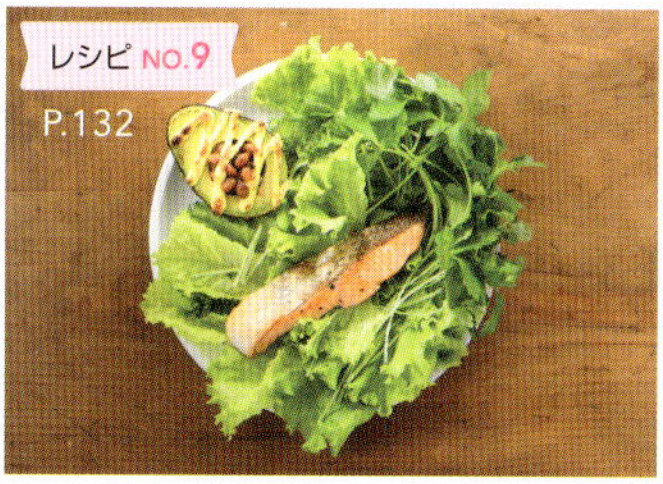

鮭のグリル　アボカドグラタン

水曜の夕食メニューをもう一度。アボカドの種のあった部分には納豆が詰めてあります。

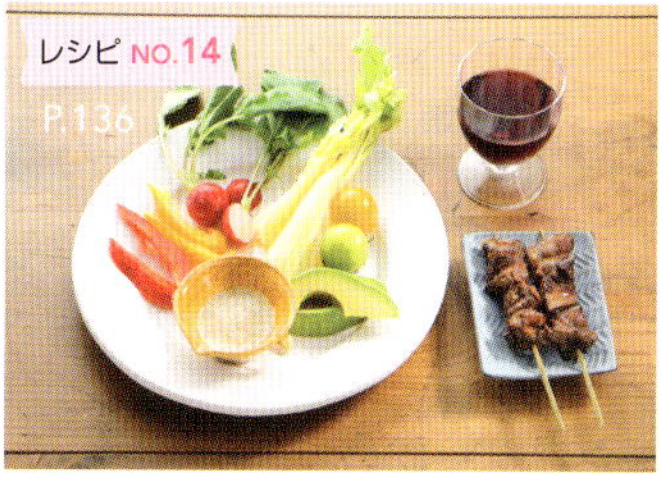
レシピ NO.14
P.136

やきとり、季節野菜バーニャカウダ

やきとりはレバーが必須。1本の食品量は約25～35g。4本は食べたいところ。

春/夏

1週間の買い出し大作戦！

週末しかまとめて買い物ができない！　という人のために、完コピメニュー用のお買い物リストを用意しました。1度に買うのが大変なら週の中日に買い足しても。

肉類

ラム肉 ―― 250g
牛肉うす切り ―― 250g
牛ヒレ肉 ―― 150g
豚肉うす切り ―― 300g
鶏むね肉 ―― 1枚(250g)
※自家製サラダチキン
つくりやすい分量2枚

魚類

生鮭 ―― 2枚(200g)
まぐろ ―― 100g
かつおのたたき ―― 100g
さば水煮缶 ―― 1缶(150g)

その他

卵 ―― 7個
木綿豆腐 ―― 1丁(300g)
とけるチーズ ―― 60g
スライスチーズ ―― 2枚
納豆 ―― 4パック
もどしわかめ ―― 70g
やきとり ―― 4本〜(レバーは必ず含む)

野菜類

サラダ菜 ―― 2個(200g)
サニーレタス ―― 2個(500g)
ブーケレタス ―― 1個(80g)
リーフレタス ―― 1/2個(80g)
アルファルファもやし ―― 1パック(100g)
クレソン ―― 3束(120g)
モロヘイヤ ―― 2束(200g)

常備しておくもの

調味料

塩・こしょう・しょうゆ・酢・ナンプラー・わさび・マヨネーズ・カレー粉・クミンシード・アンチョビペースト・白ワイン・粒マスタード・チリペッパー

乾物

桜えび・じゃこ・あおさ・のり・白ゴマ・黒ゴマ・鶏がら顆粒・昆布粉・かつお粉・きのこ粉末（乾物をミキサーで粉末にしたもの）・ゆかり・粉末だし・かつお節・クルミ

その他

ココナッツミルク・ココナッツオイル・えごま油・亜麻仁油・オリーブオイル・胡麻油・ラー油・バター・ピュアココア・トマトピューレ・粉チーズ・黒オリーブ・大豆水煮

大豆もやし —— 1袋(200g)
ブロッコリー —— 1株(300g)
ほうれん草 —— 1束(300g)
赤あるいは黄パプリカ —— 1個(200g)
万能ねぎ —— 1/2束(50g)
えごま（またはしそ）葉 —— 10枚
しそ —— 12枚
プチトマト —— 6個
ズッキーニ —— 1/2本
アボカド —— 4個
レモン —— 1個
パセリ —— 1束
バジル —— 1パック
にんにく —— 1個
お好みの季節野菜（アスパラガス、芽キャベツ、ラディッシュ、セロリなど）—— 適量

きのこ類

しめじ —— 1パック(100g)
まいたけ —— 1パック(90g)

秋/冬

甘い物への執着を断ち切りサビついたケトン体回路を開通！

秋冬の旬の素材を使った1週間分の完コピレシピです。通年で食べられるメニューは春夏のレシピを流用しつつ、旬の素材を使った鍋物メニューを盛り込んでいます。

※メニュー以外に、基本の野菜セット（P144参照）を1日の食事のどこかで必ず1回食べてください。

月曜日

朝 BREAKFAST

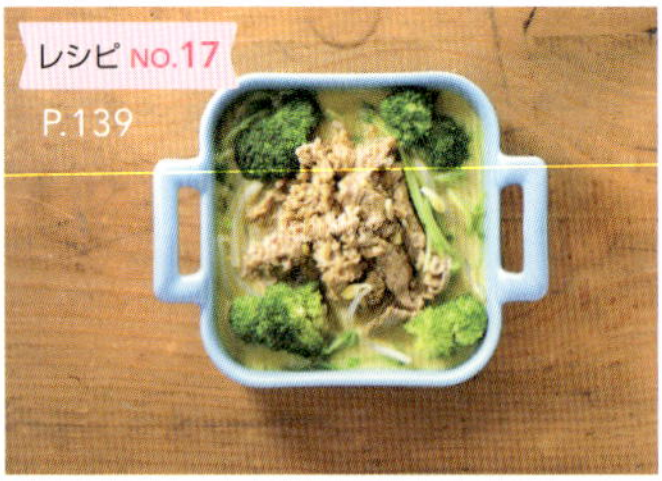

レシピ NO.17
P.139

ラムのココナッツミルクカレースープ

ケトン体を誘導してくれるココナッツミルクを使って、まずは回路開通から。

昼 LUNCH

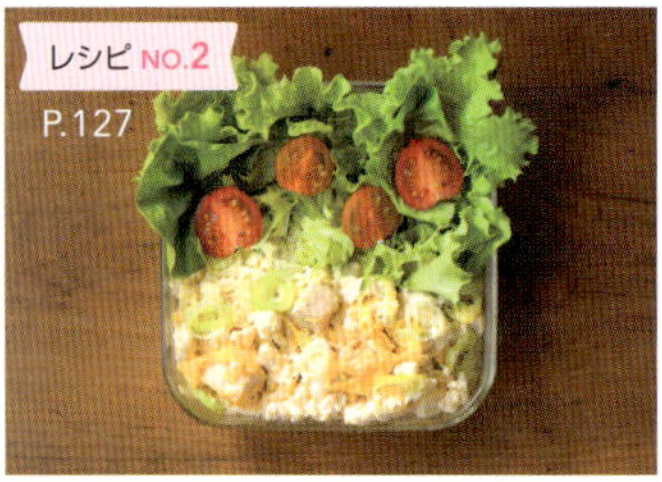

レシピ NO.2
P.127

いり卵とポロポロ豆腐のチャーハン弁当

しっかり味付けしてあって、しっかり食べられる、栄養満点、満足度の高いメニューです。

夕 DINNER

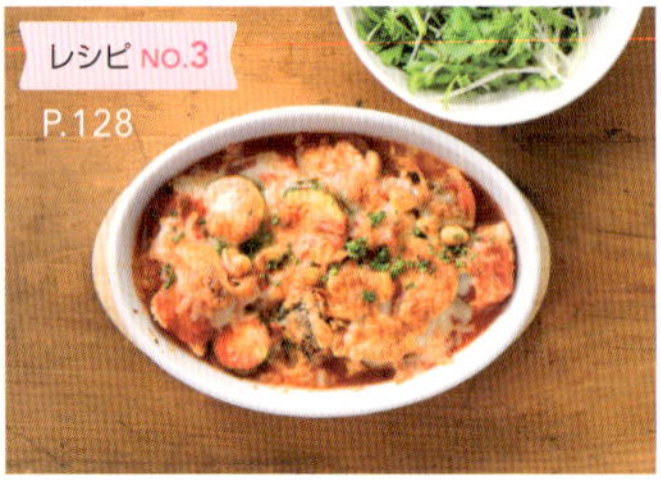

レシピ NO.3
P.128

さば缶トマトソースグラタン

さば缶とトマトソースの意外な相性を楽しめます。チーズが風味をプラス。

水曜日

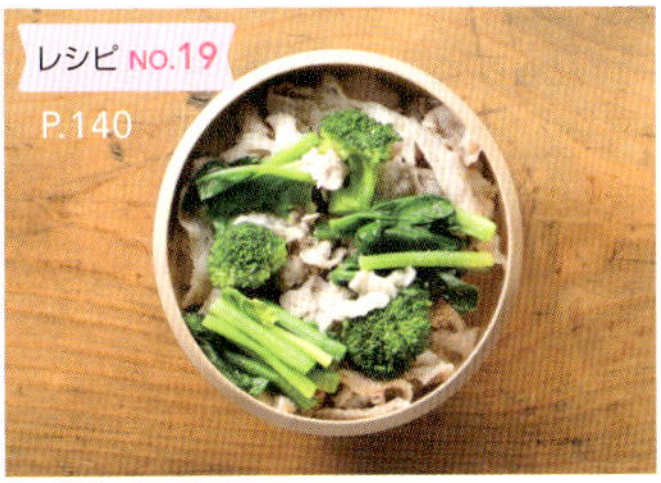
レシピ NO.19
P.140

豚とほうれん草
ブロッコリーの味噌汁

肉も野菜もたっぷり。ガッツリ具だくさんのお味噌汁で芯からあたたまって。

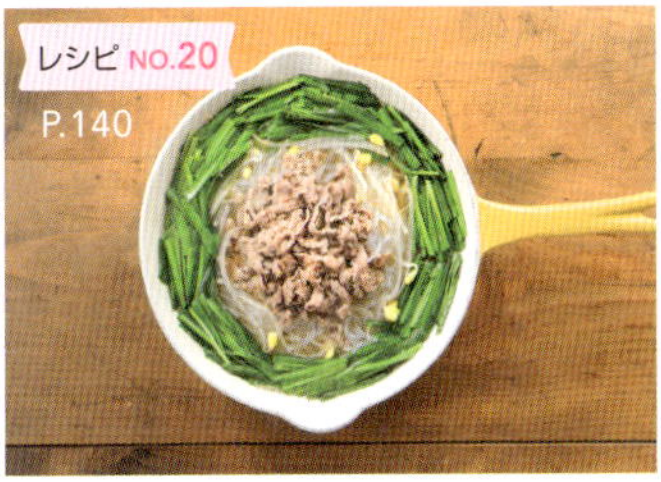
レシピ NO.20
P.140

牛肉としらたきの煮鍋

安くて栄養たっぷりの食材、ニラ、大豆もやしが入った煮込み鍋です。

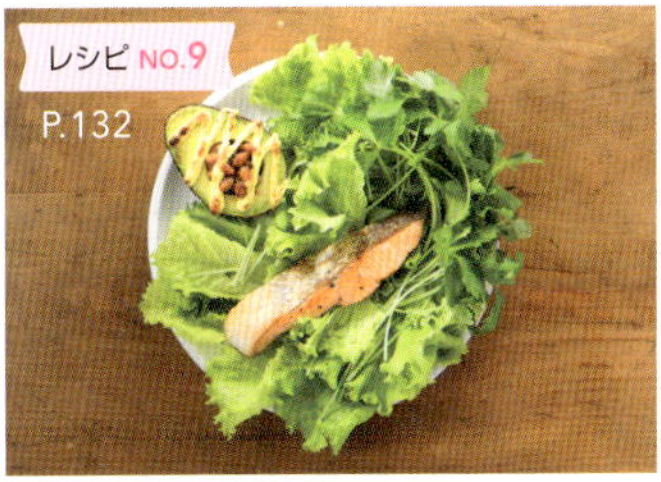

鮭のグリル
アボカドグラタン

鮭には抗酸化作用のあるアスタキサンチンが豊富に含まれています。

火曜日

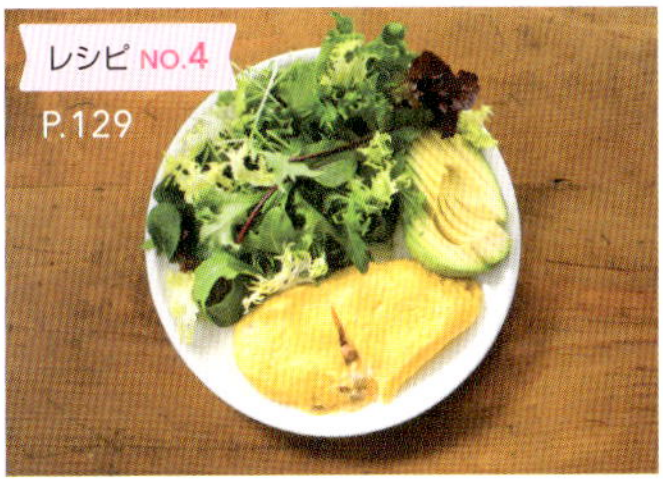

納豆チーズオムレツ　アボカド、
ミックスリーフのサラダ

イソフラボンは女性の強い味方。チーズと卵を加えてお腹も満足。

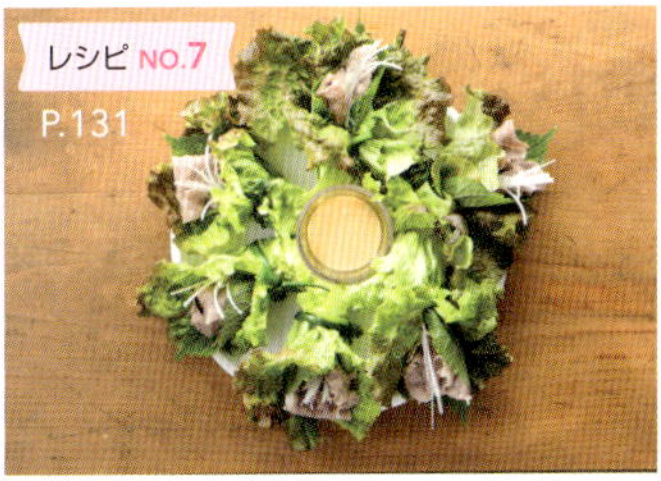
レシピ NO.7
P.131

牛肉の野菜巻き

葉物野菜はお好みでチェンジ可能。いろいろ巻いて試してみて！

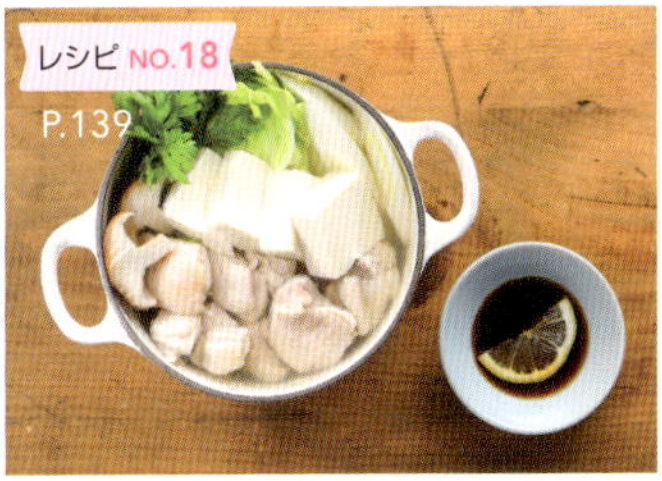
レシピ NO.18
P.139

鶏の水炊き

簡単で栄養素が高く、体もあたたまる、冬のおすすめメニューです。

朝 BREAKFAST　昼 LUNCH　夕 DINNER

金曜日

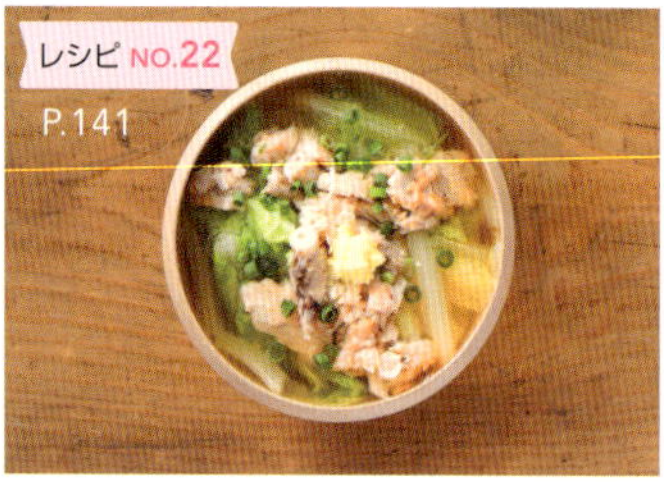
レシピ NO.22
P.141

鮭の中骨と白菜のしょうが汁

鮭の中骨はカルシウムたっぷり。積極的に食べてほしい食材。しょうがで体をあたためて。

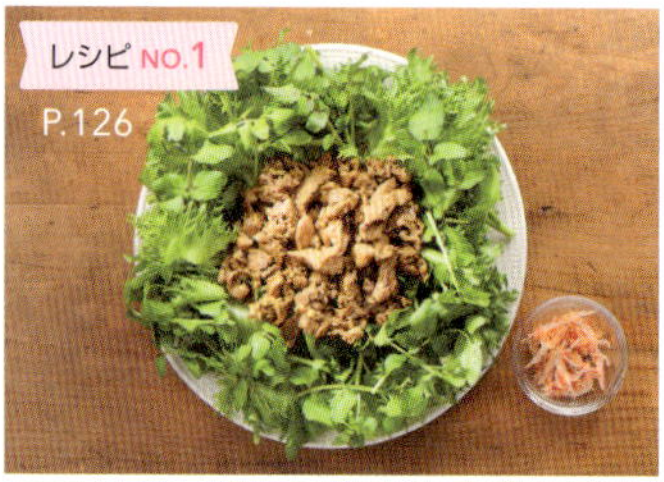

ラムのココナッツミルクカレー焼き

ラム肉に慣れてきたらこんなアレンジも。女性に大人気のココナッツミルク味。

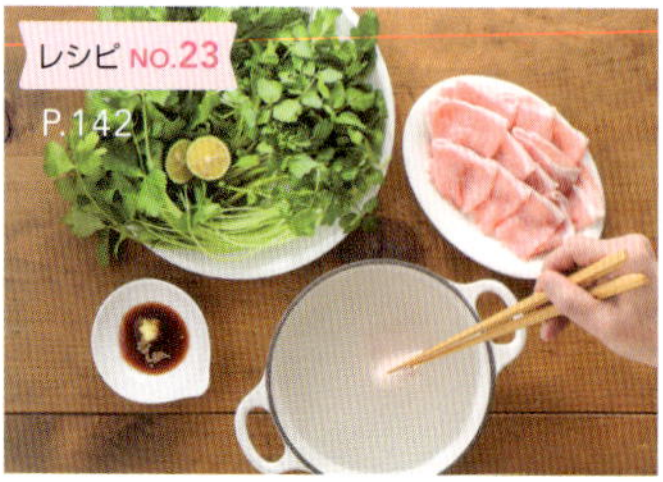
レシピ NO.23
P.142

豚ハーブ野菜鍋

香草は抗酸化力、免疫力を高めるフィトケミカルが豊富。鍋物にも積極的に使用して。

木曜日

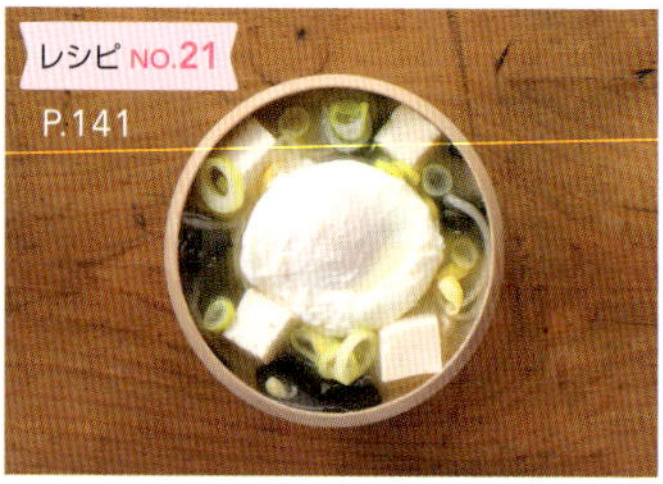
レシピ NO.21
P.141

落とし卵ともやしの味噌汁

大豆もやしは安いうえに、イソフラボンなど栄養たっぷりの優秀な食材。

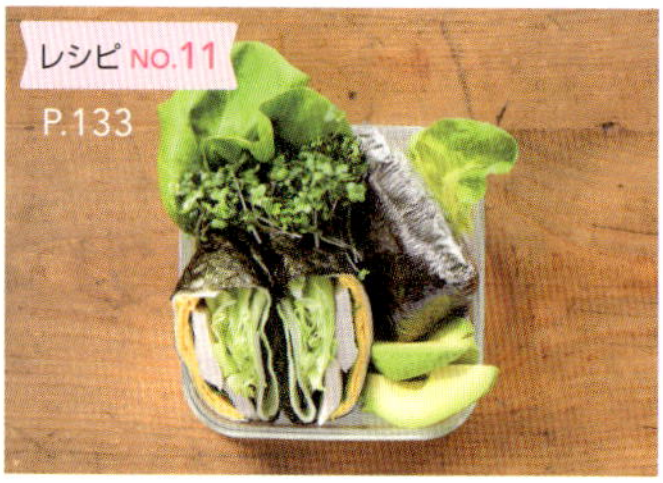
レシピ NO.11
P.133

ロカボサラダおにぎらず弁当

サラダにするか巻いて食べるかで、味も食感も変わります。

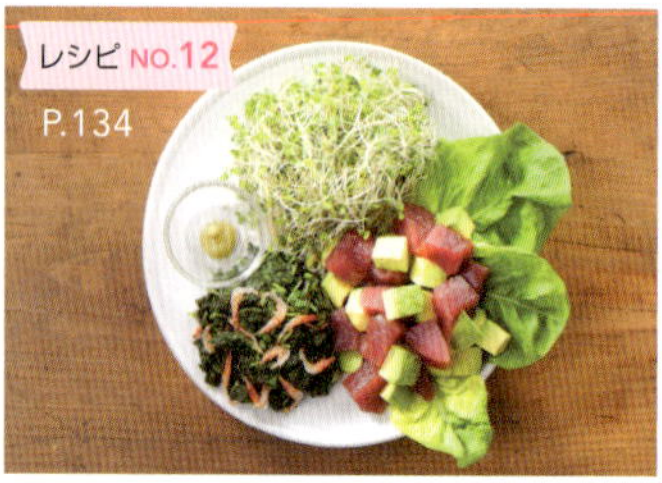
レシピ NO.12
P.134

まぐろアボカドサラダ モロヘイヤと桜えびのあえもの

モロヘイヤには活性酸素を抑える働きが。カロテン、ビタミンB群、Eなど栄養豊富。

日曜日

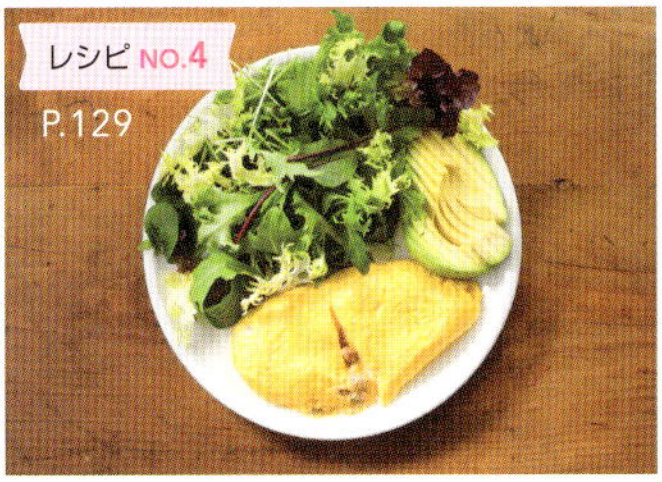

納豆チーズオムレツ　アボカド、ミックスリーフのサラダ

付け合わせのサラダは、いろいろと工夫してみましょう。彩りにプチトマトもオススメ。

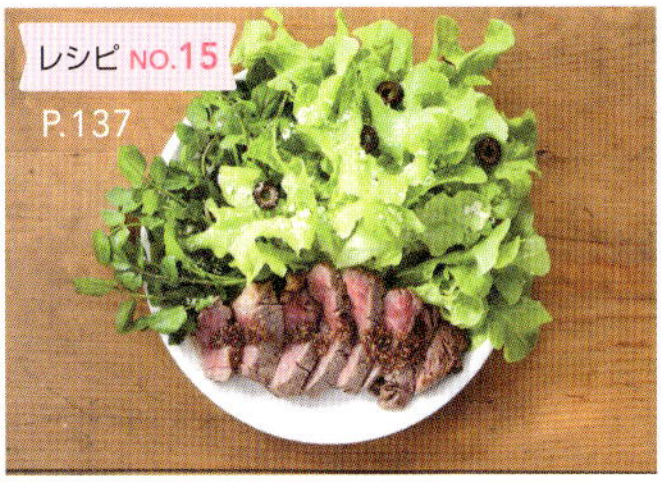
レシピ NO.15
P.137

牛ヒレステーキ クレソンサラダ

プレートの 1/2 に葉物野菜、残りの 1/2 にたんぱく質の基本どおり。

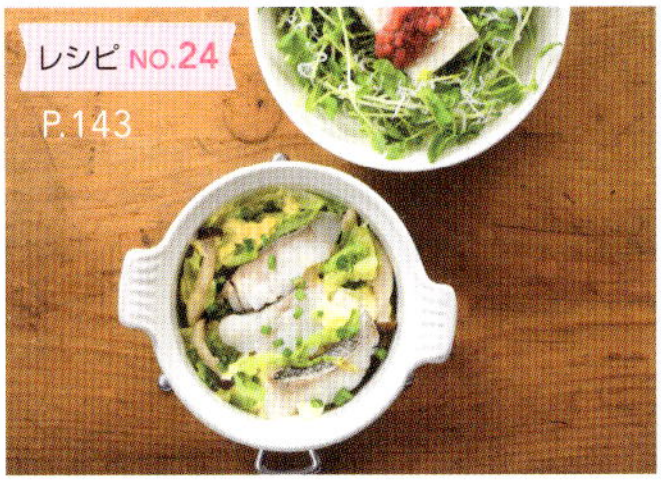
レシピ NO.24
P.143

たらの蒸し鍋 豆腐の梅じゃこサラダ

低カロリー高たんぱくのたらは冬が旬。蒸してふっくらおいしくいただきます。

土曜日

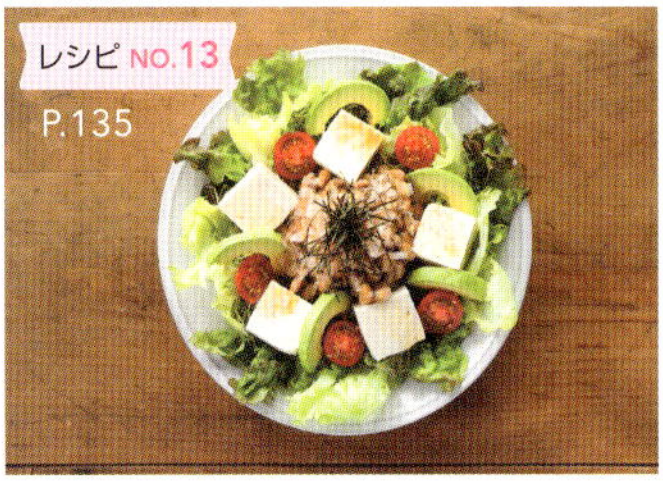
レシピ NO.13
P.135

豆腐、アボカド、納豆サラダ

切って盛るだけの簡単サラダは、忙しい毎日に大活躍！

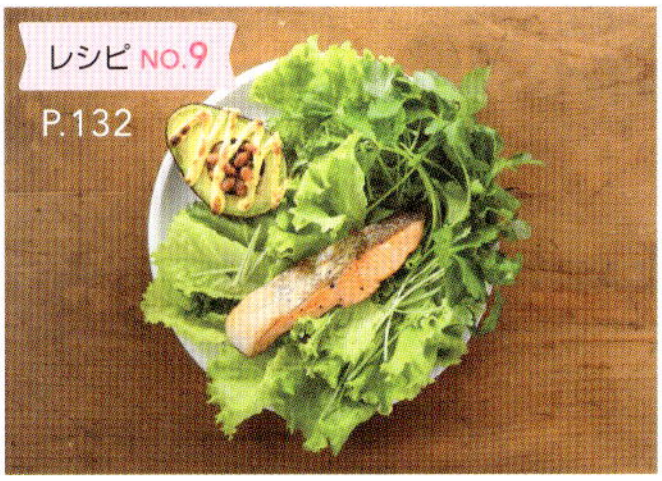

鮭のグリル アボカドグラタン

低カロリー至上主義のダイエットでは NG だったマヨネーズもこんなに食べられる！

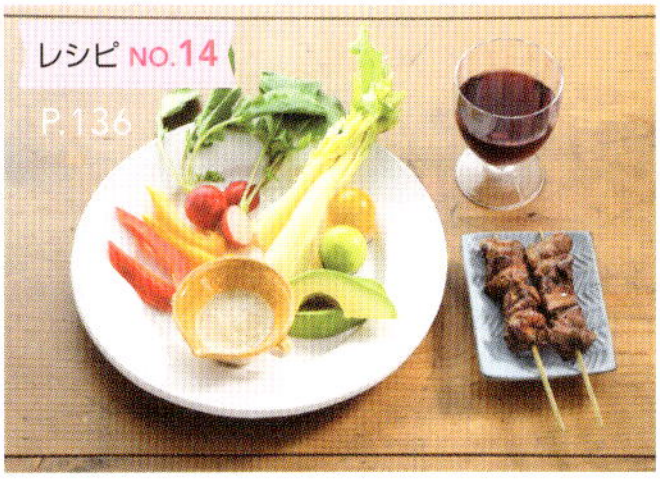
レシピ NO.14
P.136

やきとり、季節野菜バーニャカウダ

たまには手抜きも。秋冬の季節の野菜で旬を体に摂り入れて。

秋／冬

1週間の買い出し大作戦！

麻生流ロカボメニューはすべて、素材をそのまま生かしたシンプル調理が基本。調味料も塩、しょうゆ、酢など基本的なものだけを使います。加工品や、加工調味料はほとんど使いません。

肉類

ラム肉 ── 250g
牛肉うす切り ── 250g
牛ヒレ肉 ── 150g
豚肉うす切り ── 250g
鶏むね肉 ── 1枚（250g）

魚類

生鮭 ── 2枚（200g）
まぐろ ── 100g
さば水煮缶 ── 1缶（150g）
鮭の中骨 ── 1缶（130g）
たら ── 1切れ

その他

卵 ── 8個
木綿豆腐 ── 2丁（1丁300g）
とけるチーズ ── 60g
スライスチーズ ── 2枚
納豆 ── 4パック
戻しわかめ ── 40g
やきとり ── 4本～（レバーは必ず含む）
梅干しの果肉 ── 1個分
しらたき ── 50g

野菜類

サラダ菜 ── 1個（100g）
サニーレタス ── 1個（300g）
ブーケレタス ── 1個（80g）
リーフレタス ── 1/2個（80g）

常備しておくもの

調味料

塩・こしょう・味噌・しょうゆ・コンソメ・酢・わさび・マヨネーズ・カレー粉・クミンシード・アンチョビペースト・白ワイン・粒マスタード・チリペッパー

乾物

桜えび・じゃこ・あおさ・のり・白ゴマ・鶏がら顆粒・昆布粉・かつお粉・きのこ粉末（乾物をミキサーで粉末にしたもの）・ゆかり・粉末だし・かつお節

その他

ココナッツミルク・ココナッツオイル・えごま油・亜麻仁油・胡麻油・バター・ピュアココア・トマトピューレ・粉チーズ・黒オリーブ・大豆水煮

クレソン —— 3束（120g）
モロヘイヤ —— 2束（200g）
大豆もやし —— 2袋（300g）
ブロッコリー —— 1株（300g）
ほうれん草 —— 1/2束（150g）
白菜 —— 1/8株（250g）
赤あるいは黄パプリカ —— 1個（200g）
豆苗 —— 2パック（200g）
春菊 —— 1束（100g）
にら —— 1束（100g）
三つ葉 —— 1束（40g）
万能ねぎ —— 1/2束（50g）
ねぎ —— 1本
えごま葉（またはしそ）—— 6枚
しそ葉 —— 2枚
プチトマト —— 3個
ズッキーニ —— 1/2本
アボカド —— 4個
すだち —— 1個
レモン —— 1個
パセリ —— 1束
しょうが —— 1個
にんにく —— 1個
お好みの季節野菜（カリフラワー、マッシュルームなど）

きのこ類

しめじ —— 1パック（100g）
まいたけ —— 1パック（90g）
しいたけ —— 3個

レシピ NO.1　春／夏 月B・金L　秋／冬 金L

ラムのココナッツミルクカレー焼き

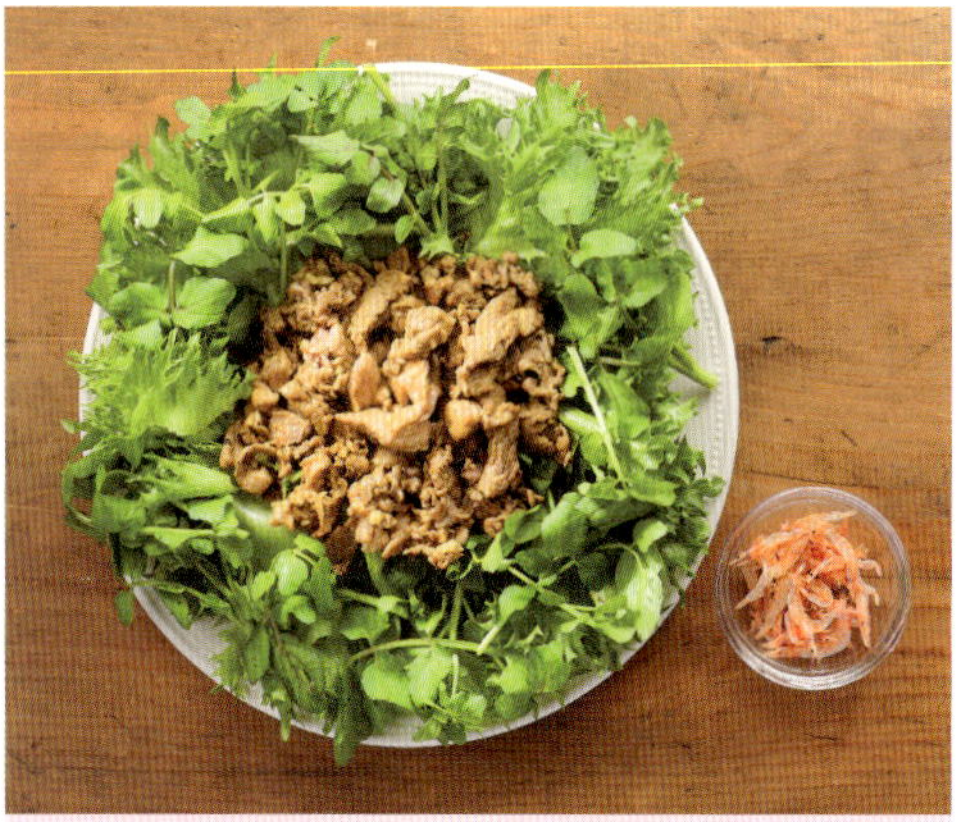

糖質量 7.0g　たんぱく質量 25.8g

材料

漬けおきラム肉　125g
サニーレタス・リーフレタス・クレソン　合わせて150g
おすすめ乾物　適宜
桜えび　適宜
亜麻仁油　小さじ1
しょうゆ　小さじ1
酢　小さじ1

つくり方

1. ラム漬けおきをフライパンで炒める。
2. サニーレタス・リーフレタス・クレソンを盛り付け、1を盛る。
3. 亜麻仁油、しょうゆ、酢を混ぜ、かける。
4. 桜えびなど乾物はお好みで。

使いまわせる 下ごしらえ

漬けおきラム肉

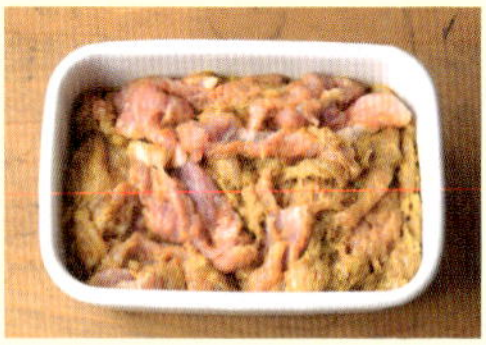

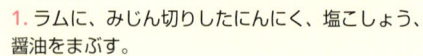

調味料で漬けおくことで柔らかくなります。カレー粉、クミンシードの香りでラム肉の臭みはまったく気になりません。

材料

ラム薄切り肉　250g
にんにく　1片
塩　少々
こしょう　少々
醤油　小さじ1
ココナッツミルク　大さじ4
カレー粉　大さじ2
クミンシード　少々
ピュアココアパウダー　少々

つくり方

1. ラムに、みじん切りしたにんにく、塩こしょう、醤油をまぶす。
2. ココナッツミルク、カレー粉、クミンシード、ピュアココアパウダーを入れ、1と混ぜ合わせる。

※冷蔵庫で1週間は保存できる。

レシピ NO.2　春／夏 月L　秋／冬 月L

いり卵とポロポロ豆腐のチャーハン弁当

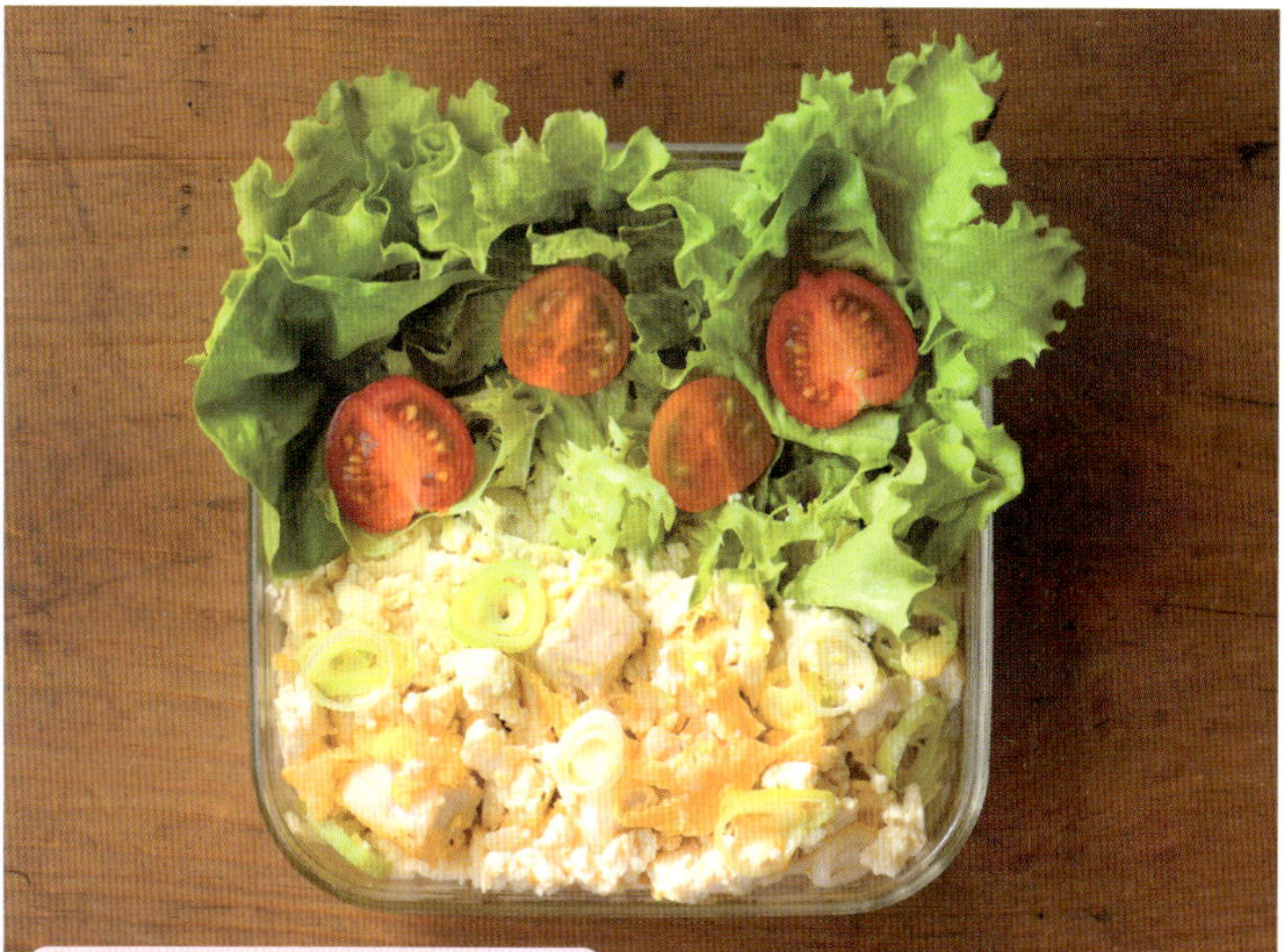

糖質量 2.1g　たんぱく質量 23.5g

材料

木綿豆腐（水切り）　150g
サラダチキン　30g（P130 参照）
A［卵　1個
　 鶏がら顆粒　小さじ1
ねぎ（小口切り）　5g
胡麻油　小さじ1
塩・こしょう　各少々

つくり方

1. フライパンに胡麻油を熱して、木綿豆腐をポロポロに炒める。
2. 1によく混ぜたA、ひと口大にカットしたサラダチキン、ねぎを加え、塩、こしょうで味を調える。

レシピ NO.3　春／夏 月D　秋／冬 月D

さば缶
トマトソースグラタン

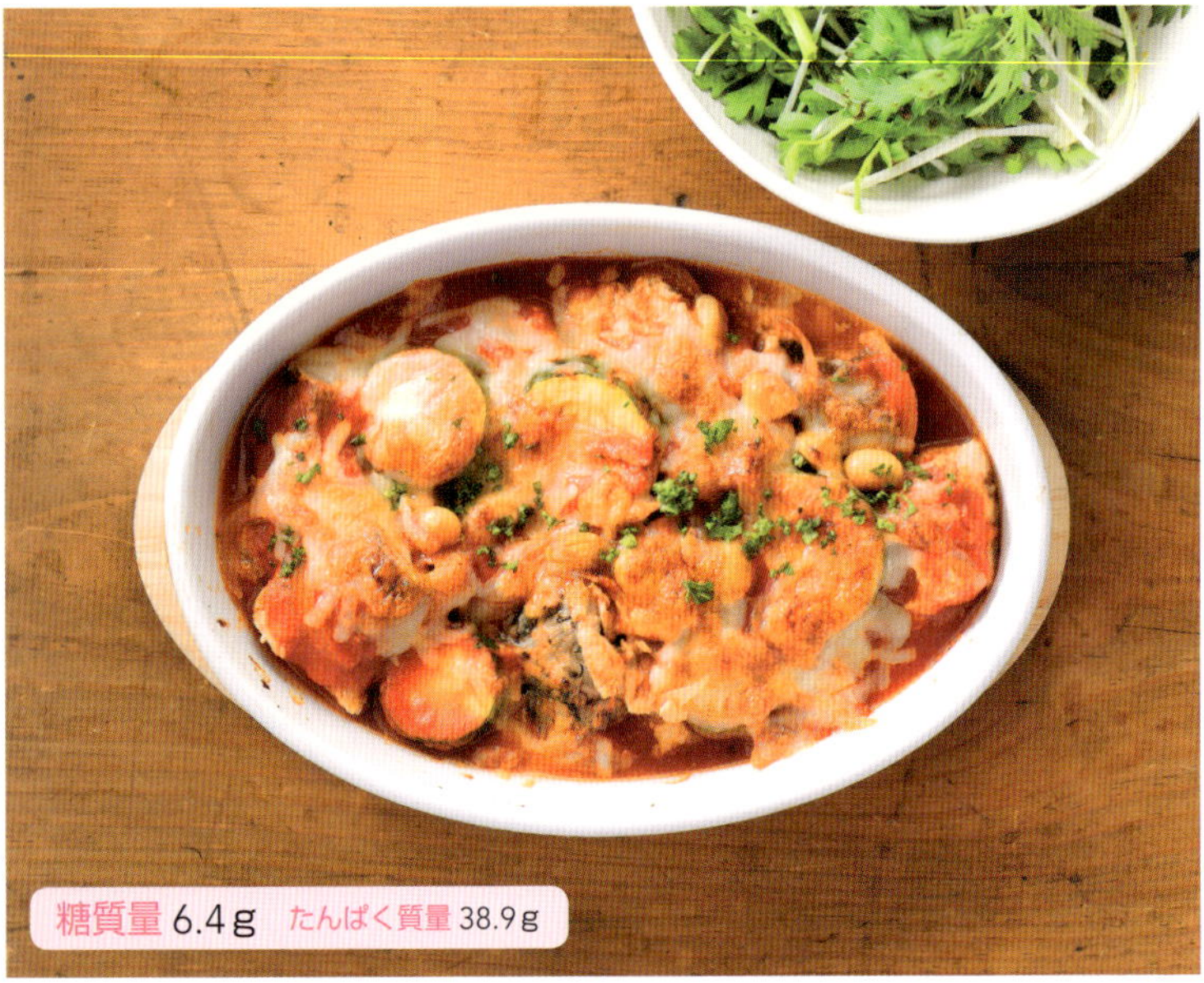

糖質量 6.4g　たんぱく質量 38.9g

材料

ズッキーニ（厚さ1.5㎝輪切り）　1/2 本
さば缶水煮　1 缶 150g
大豆水煮　大さじ 1
A トマトピューレ　大さじ 3
　しょうゆ　小さじ 2
　鶏がら顆粒　小さじ 1
　塩・こしょう　各少々
とけるチーズ　20g
パセリ（みじん切り）　少々

つくり方

1. 耐熱容器にズッキーニ、サバ、大豆水煮を入れ、Aを混ぜかける。
2. 1 の上にチーズを乗せ、200℃のオーブンで約 10 分焼く。パセリを振る。
3. 野菜は、麻生流サラダ（P144）でフォローする。

レシピ NO.4　春／夏　火B・日B　秋／冬　火B・日B

納豆チーズオムレツ アボカド、ミックスリーフのサラダ

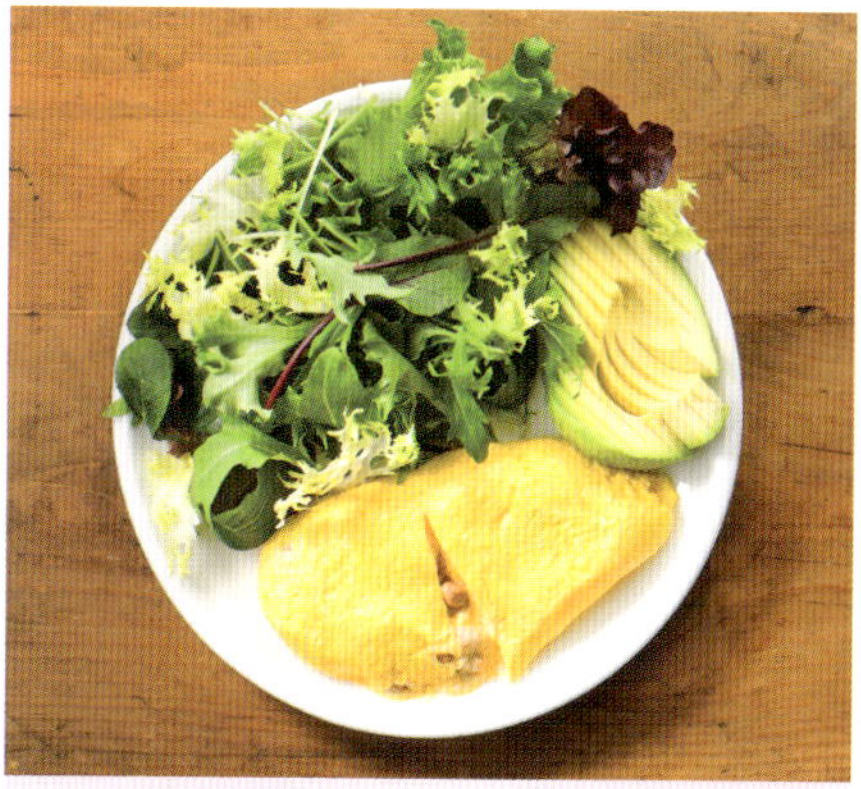

糖質量 4.4g　たんぱく質量 25.8g

材料

納豆　1パック
とけるチーズ　20g
卵　2個
マヨネーズ　大さじ1
醤油　小さじ1

つくり方

1. 納豆はあらかじめ、醤油、マヨネーズと混ぜておく。
2. フライパンに油を引き、あたたまったら溶き卵を流し入れ、納豆とチーズを入れる。
3. 包み込むように巻いたらできあがり。
4. 麻生流サラダ 1/3（P144）を添えていただく。

レシピ NO.5　春／夏　火L

牛しゃぶエスニック

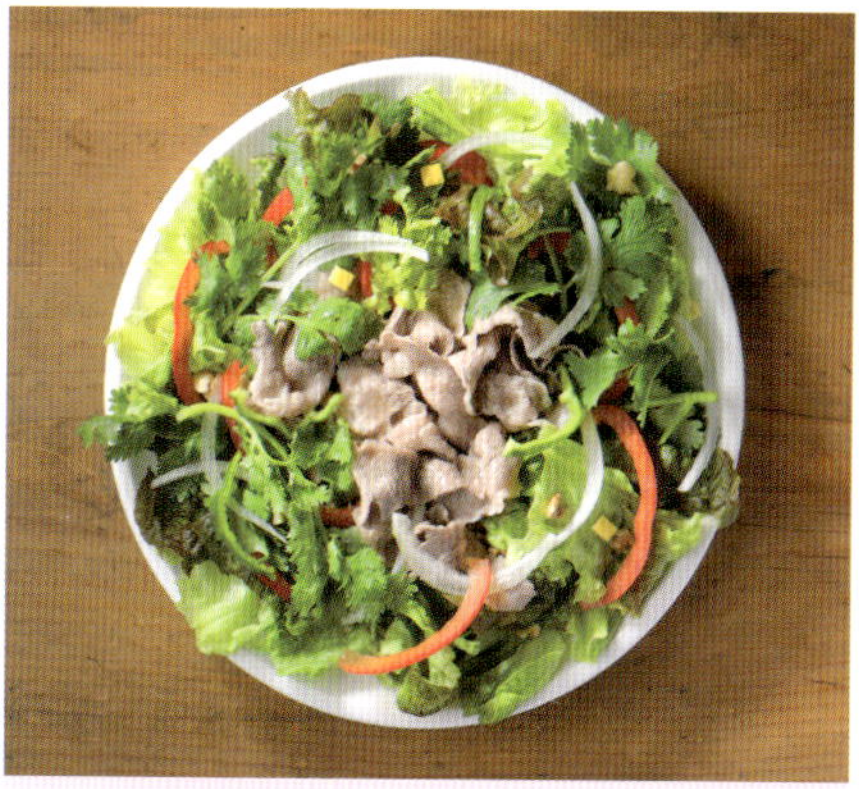

糖質量 1.4g　たんぱく質量 31.8g

材料

牛肉　150g
レモン皮　適量
くるみ　適量
（たれ）
レモン汁　小さじ1
ナンプラー　小さじ1
酢　小さじ1
亜麻仁油　小さじ2

つくり方

1. 熱湯に牛肉をくぐらせさっとゆで、ざるにあげ、冷水にさらして水気を切る。
2. 麻生流サラダ 1/3（P144）の上に 1 をのせ、レモンの粗みじん切り、くるみを砕いたものをトッピング。たれをかける。

レシピ NO.6　春／夏　火D

自家製サラダチキン バンバンジー風

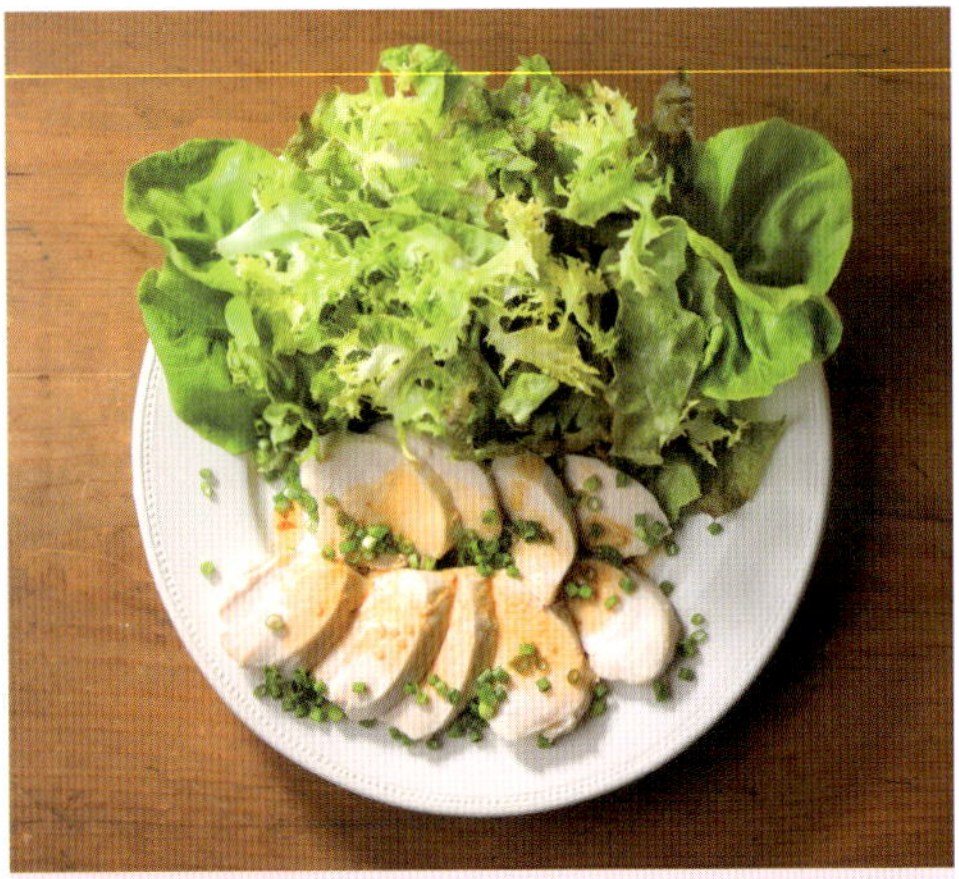

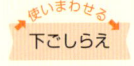

糖質量 1.0g　たんぱく質量 25.6g

材料

自家製サラダチキン　100g
万能ねぎ小口切り　大さじ2
亜麻仁油　小さじ1
しょうゆ　小さじ1
ラー油　少々
白ゴマ　小さじ1

つくり方

1. 自家製サラダチキンを食べやすい大きさに切って皿に並べる。
2. 1に小口切りした万能ねぎをトッピング。
3. 亜麻仁油、醤油、ラー油、手でつぶした白ゴマを合わせてたれをつくる。
4. 3を別皿に入れて、2に添える。

使いまわせる 下ごしらえ

自家製サラダチキン

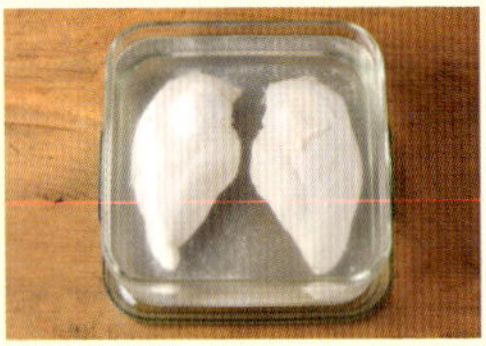

コンビニエンスストアで人気沸騰中のサラダチキンを自宅でつくりおき。フライパン1枚で楽々です。

材料

鶏むね肉　2枚（500g）
塩　大さじ1
白ワイン　大さじ2

※ゆで汁は、捨てずに製氷皿に入れて冷凍保存。水で延ばせばスープに使用できる。

つくり方

1. 鶏むね肉は皮を取り白ワインに10分漬けて臭みを取る。
2. 蓋付きフライパンに鶏むね肉を入れ、塩と、鶏むね肉がひたひたに隠れるくらいの水（直径24cmのフライパンなら水1.4L程度）を入れ火にかける。
3. 沸騰したら火を弱める。2分経ったら火を止め蓋をする。
4. 完全に冷めたらゆで汁ごと容器に移し替え、冷蔵保存4～5日間。冷凍も可。

レシピ NO.7　春／夏 水B　秋／冬 火L

牛肉の野菜巻き

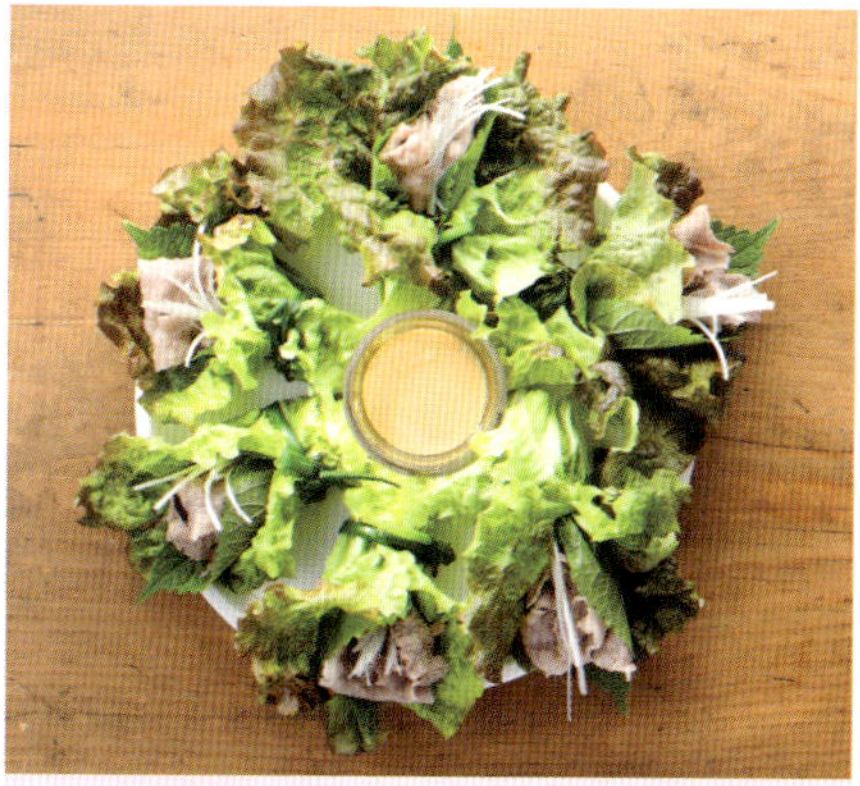

糖質量 2.4g　たんぱく質量 22.0g

材料

牛肉　100g
えごま葉（またはしそ）　6枚
サニーレタス　葉の部分6枚
万能ねぎ　6本
（たれ）
すりおろしにんにく　少々
醤油　小さじ1
ココナッツミルク　大さじ1
白ゴマ　少々
胡麻油　香り付け程度

つくり方

1. 牛肉はさっと湯がして冷ます。冷めたら、えごま葉、サニーレタスで巻き、万能ねぎで結ぶ。
2. たれの材料を合わせ、別皿に入れて供する。

レシピ NO.8　春／夏 水L・金D

ゆで豚じゃこのサラダ

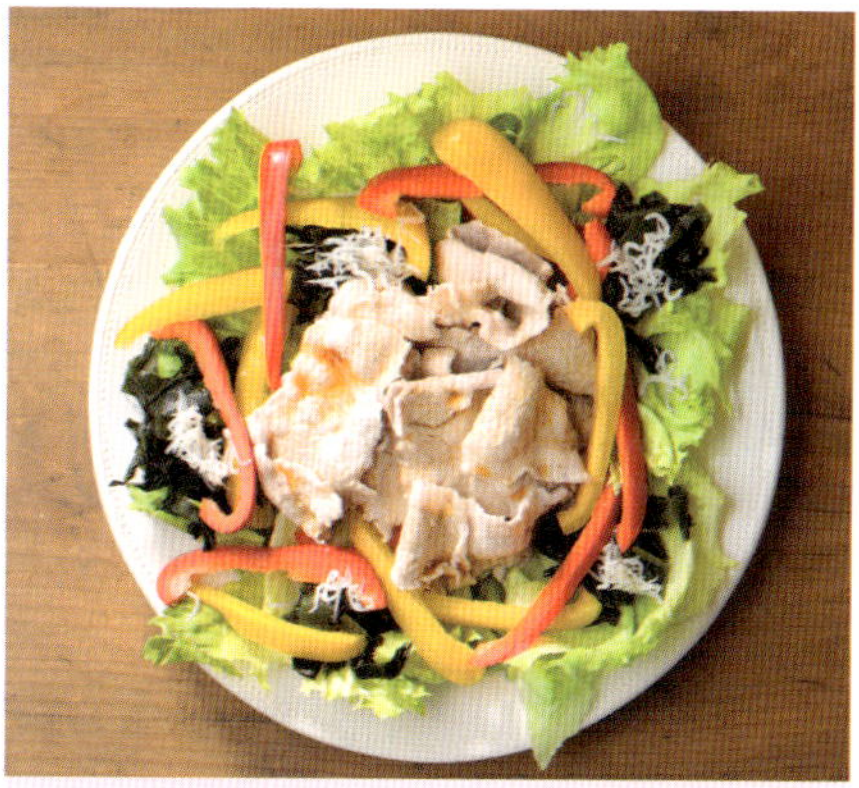

糖質量 2.4g　たんぱく質量 33.1g

材料

豚うす切り肉　150g
ちりめんじゃこ　大さじ1
わかめ　大さじ2
（たれ）
醤油　小さじ2
酢　小さじ2
レモン汁　小さじ2

つくり方

1. ちりめんじゃこは、ざるにのせさっと熱湯をかけ塩抜きする。
2. 鍋にたっぷりの湯を沸かし、豚肉を1枚ずつ広げさっとゆで、冷水をかける。冷めたら、水気を切って一口大に切る。
3. 麻生サラダ 1/3（P144）とともに皿に盛りつける。
4. 2 3 とわかめ、じゃこ、たれを合わせてさっぱりといただく。

レシピ NO.9　春／夏 水D・土L　秋／冬 水D・土L

鮭のグリル
アボカドグラタン

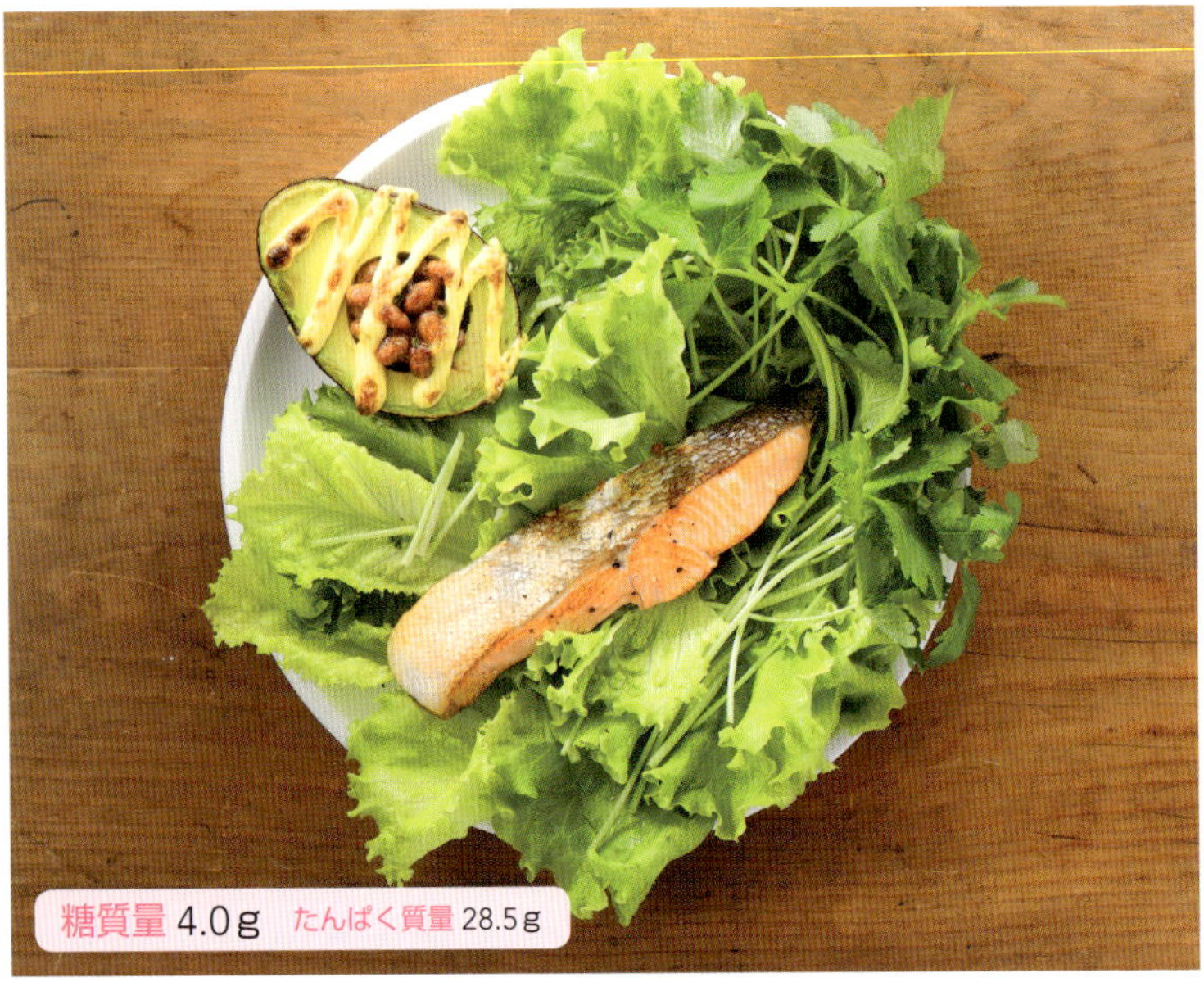

糖質量 4.0g　たんぱく質量 28.5g

鮭のグリルサラダ

材料

生鮭　1切れ
塩・こしょう　各少々
胡麻油、しょうゆ、レモン　各適量

つくり方

1. 鮭は塩、こしょうをしてグリルで焼く。
2. 麻生流サラダ 1/3(P144) を敷いた皿に 1 をのせ、好みで胡麻油、しょうゆ、レモンなどをかける。鮭と合わせてサラダをいただく。

アボカドグラタン

材料

アボカド　1/2個
納豆　1/2パック
万能ねぎ（小口切り）　小さじ1
しょうゆ　小さじ1
マヨネーズ　大さじ1
チリペッパー　適宜

つくり方

1. アボカドは半分に切って種を取る。納豆、万能ねぎ、しょうゆを混ぜたものを穴に詰める。
2. マヨネーズをかけ、オーブントースターまたは、オーブン予熱あり 170℃で 15～20分、こんがりと焼く。
3. チリペッパーをかける。

レシピ NO.10　春／夏　木B・金B

麻生流
スペシャル野菜ドリンク

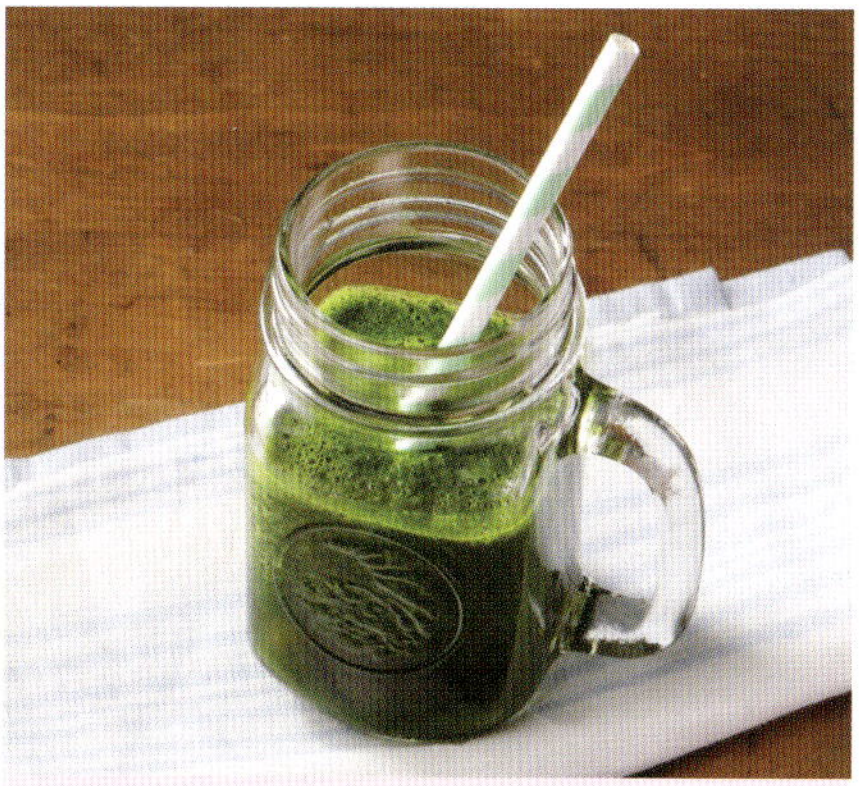

糖質量 0.7g　たんぱく質量 1.0g

材料

えごま葉　2枚
パセリ　15g
バジル　15g
レモン　1/6個
水　100ml

つくり方

1. えごま葉、パセリ、バジルは水で洗っておく。
2. 1とレモン、水を入れてミキサーにかける。

レシピ NO.11　春／夏　木L　秋／冬　木L

ロカボ
サラダおにぎらず弁当

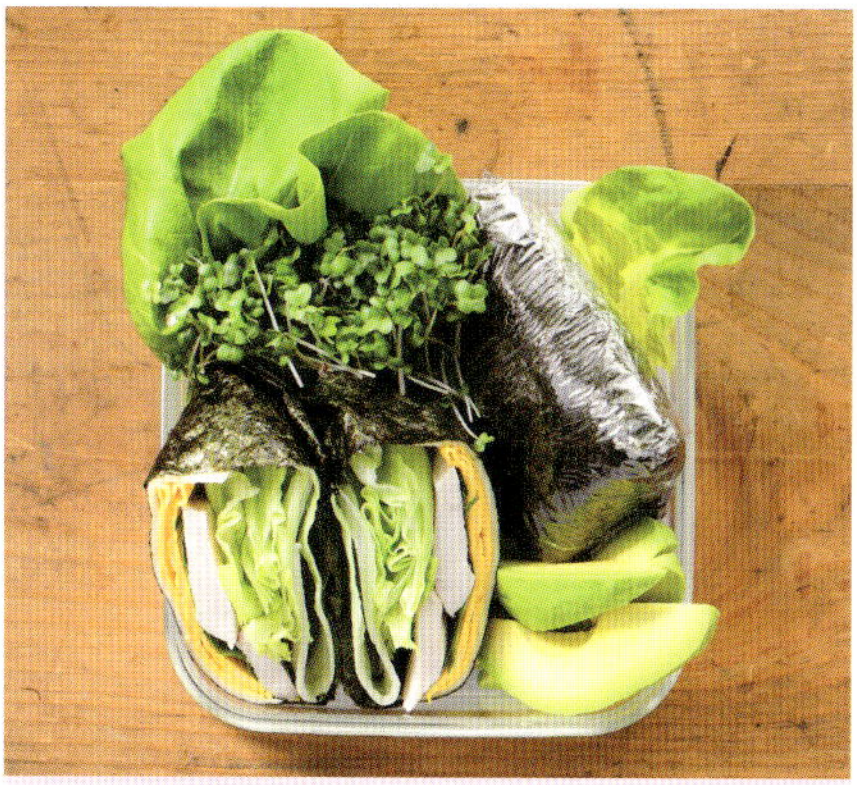

糖質量 1.5g　たんぱく質量 23.9g

材料

卵　2個
のり　2枚
スライスチーズ　2枚
しそ　2枚
ちりめんじゃこ　大さじ1
自家製サラダチキン　100g
（P130）
サニーレタス　1枚

つくり方

1. トースターのトレイに、クッキングシートを敷く。
2. 1に溶き卵を流し入れ焼く。
3. のりの上に半分にカットした2とチーズ、ちりめんじゃこ、しその葉、サニーレタス、うす切りにした自家製サラダチキンをのせる。
4. のりを、左右上下と折って具材を包み、ラップで包む。

レシピ NO.12　春／夏　木D　秋／冬　木D

まぐろアボカドサラダ モロヘイヤと桜えびのあえもの

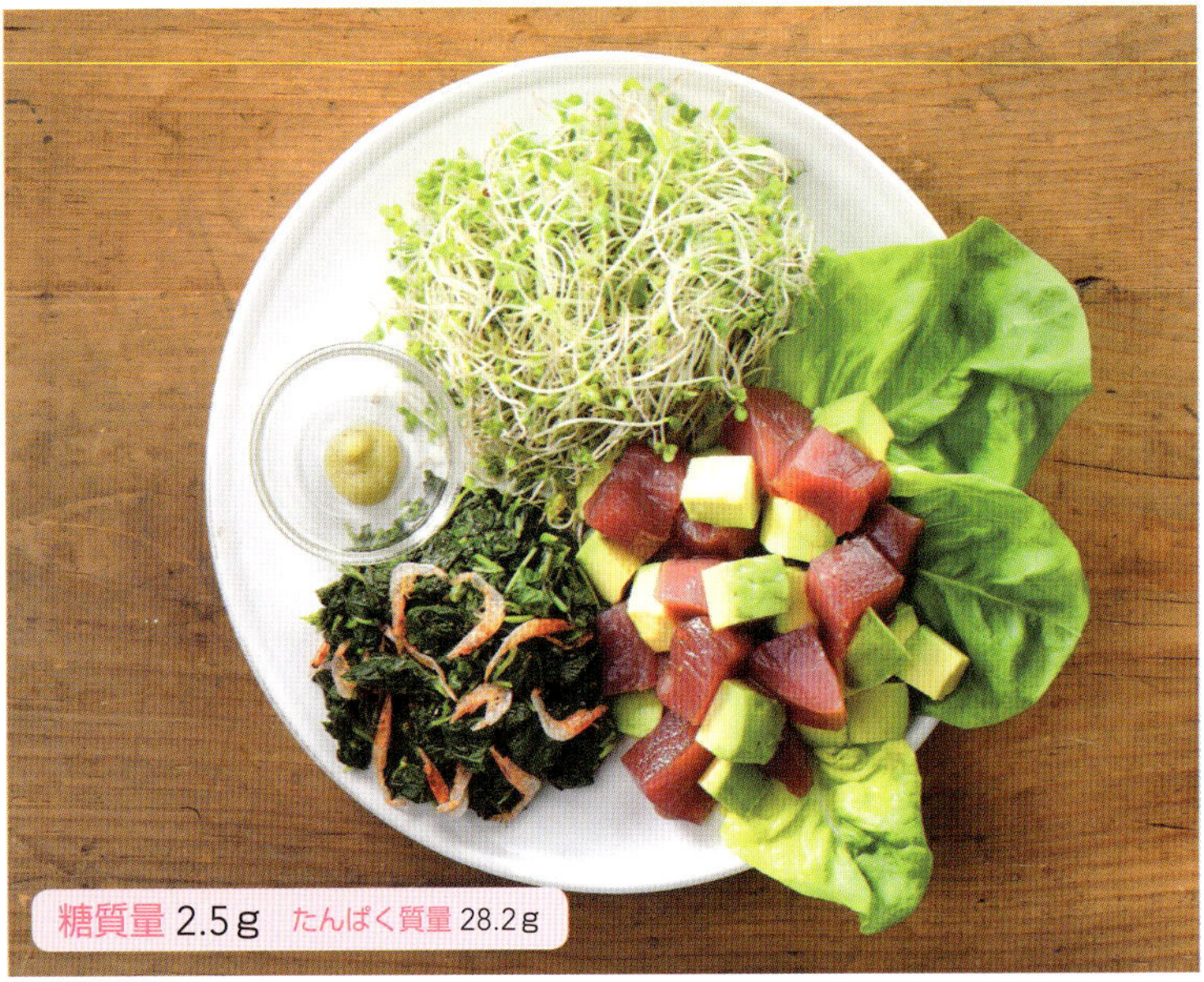

糖質量 2.5g　たんぱく質量 28.2g

まぐろアボカドサラダ

材料

まぐろ　100g
アボカド　1/2 個
わさび　適宜

つくり方

1. まぐろ、アボカドはダイスカットし、麻生流サラダ（P144）の上にのせる。
2. ドレッシングは、亜麻仁油、塩、こしょう、レモン汁、酢、しょうゆなどでシンプルに。お好みでわさびを添える。

モロヘイヤと桜えびのあえもの

材料

モロヘイヤ　100g
桜えび　大さじ 1
A しょうゆ　小さじ 1
　昆布粉、かつお粉または粉末だし　各 2 つまみ

つくり方

1. モロヘイヤはゆでてざるにあげ、粗熱がとれたら包丁で細かく切る。
2. 1 に桜えびと A を混ぜ合わせる。

※多めにつくりおきして、保存してもよい。冷蔵保存 4 〜 5 日。

レシピ NO.13　春／夏 土B　秋／冬 土B

豆腐、アボカド、納豆サラダ

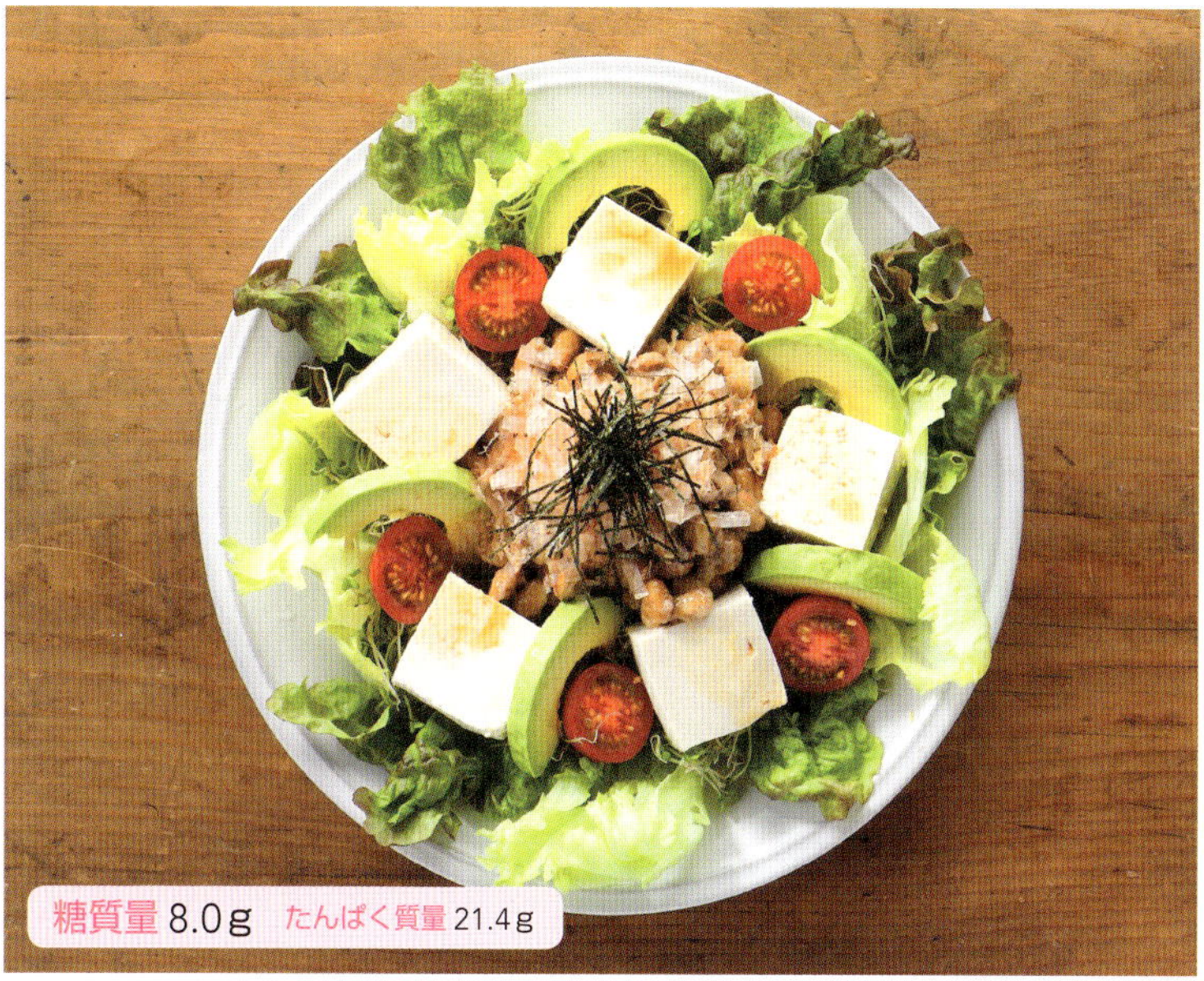

材料

納豆　1パック
木綿豆腐　150g
アボカド　1/2個
プチトマト　3個
かつお節　適量
わさび　適宜

つくり方

1. プチトマトは半分に切る。麻生流サラダ（P144）を皿に敷き、木綿豆腐、カットしたアボカド、納豆をのせ、かつお節をトッピング。
2. ドレッシングは、亜麻仁油、塩、こしょう、レモン汁、酢、しょうゆなどでシンプルに。お好みでわさびを添える。

レシピ NO.14　春／夏　土D　秋／冬　土D

やきとり、季節野菜バーニャカウダ

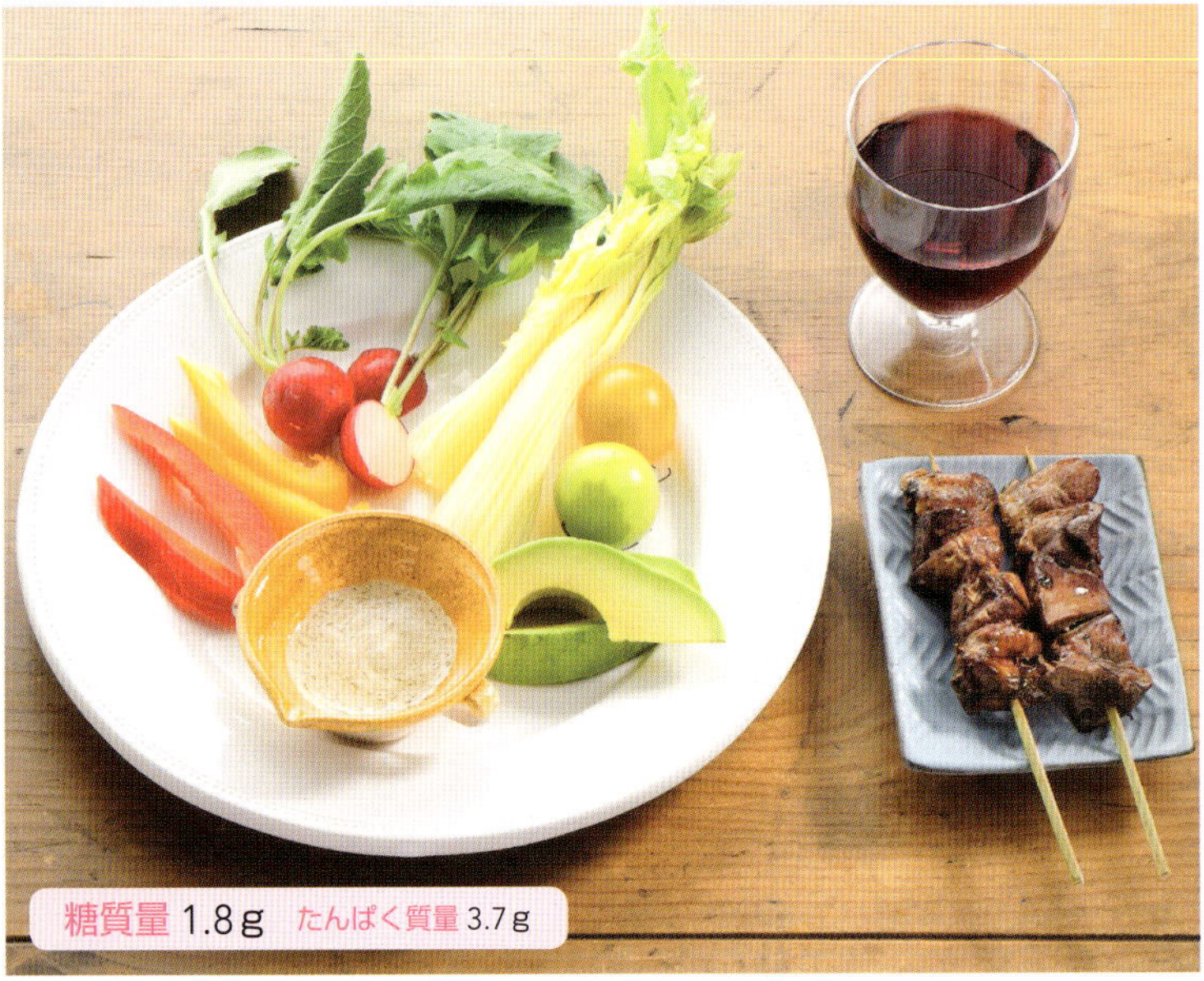

糖質量 1.8g　たんぱく質量 3.7g

季節野菜バーニャカウダ添え

材料

アスパラ、芽キャベツ、パプリカ、ラディッシュ、セロリなど、好みの季節の野菜を適量
(バーニャカウダ)
マヨネーズ　大さじ1
アンチョビペースト　大さじ1
すりおろしにんにく　1片
亜麻仁油　大さじ1
塩・こしょう　各適量

つくり方

1. 野菜は適当な大きさにカットする。
2. バーニャカウダの材料をすべて混ぜ合わせる。1に添えて供する。

れいみ MEMO

週末は手抜き＆ごほうび自分を甘やかしても◎

やきとりはおそうざいでOKです。ただし、たれには糖質が入っているので、塩をチョイスして。また、お酒も上手に選べば導入期でも飲んでも問題ありません。ストレスをためないように、息抜きや手抜きを上手に活用しましょう。

レシピ NO.15　春／夏　日L　秋／冬　日L

牛ヒレステーキ
クレソンサラダ

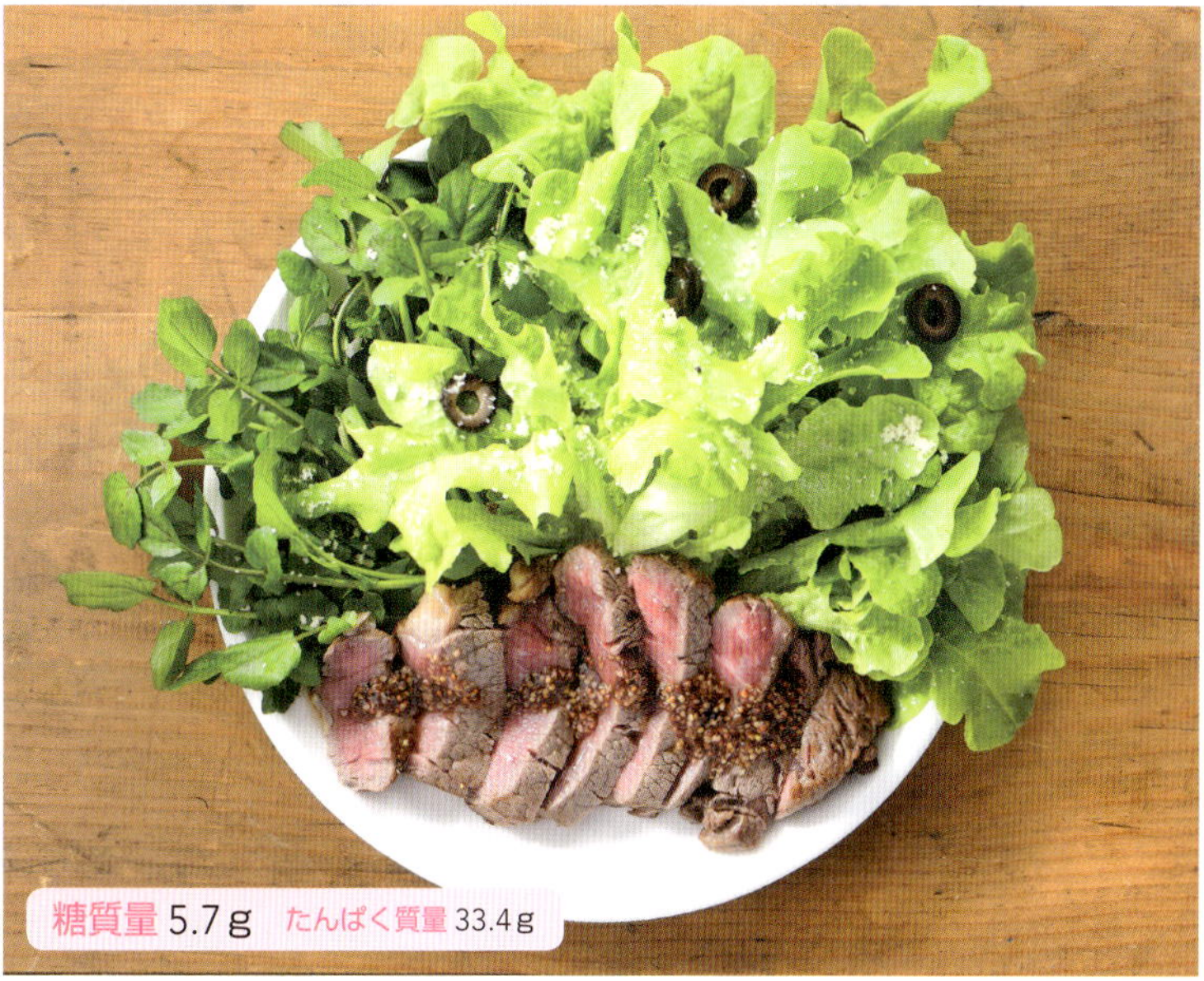

糖質量 5.7g　たんぱく質量 33.4g

牛ヒレステーキ

材料

牛ヒレ肉　150g

A すりおろしにんにく　1片
　塩・こしょう　各少々

ココナッツオイル　大さじ1

白ワイン　大さじ2

粒マスタード　適量

つくり方

1. 牛ヒレ肉はAで下味をつける。
2. ココナッツオイルで1をソテーし、仕上げに白ワインを振りかける。
3. 煮汁に粒マスタードを入れる（水分が足りなければ水少々も加える）。

クレソンサラダ

材料

ブーケレタス　80g

クレソン　1束（40g）

A レモン皮（すりおろし）　少々
　レモン汁　小さじ1
　亜麻仁油　小さじ1
　酢　小さじ1
　塩・こしょう　各適量

黒オリーブ、粉チーズ　適量

つくり方

1. ブーケレタス、クレソンは食べやすい大きさに。Aを混ぜ、野菜と和える。黒オリーブを添え、粉チーズを振る。

レシピ NO.16 春／夏 日 D

かつおの黒ゴマソースサラダ

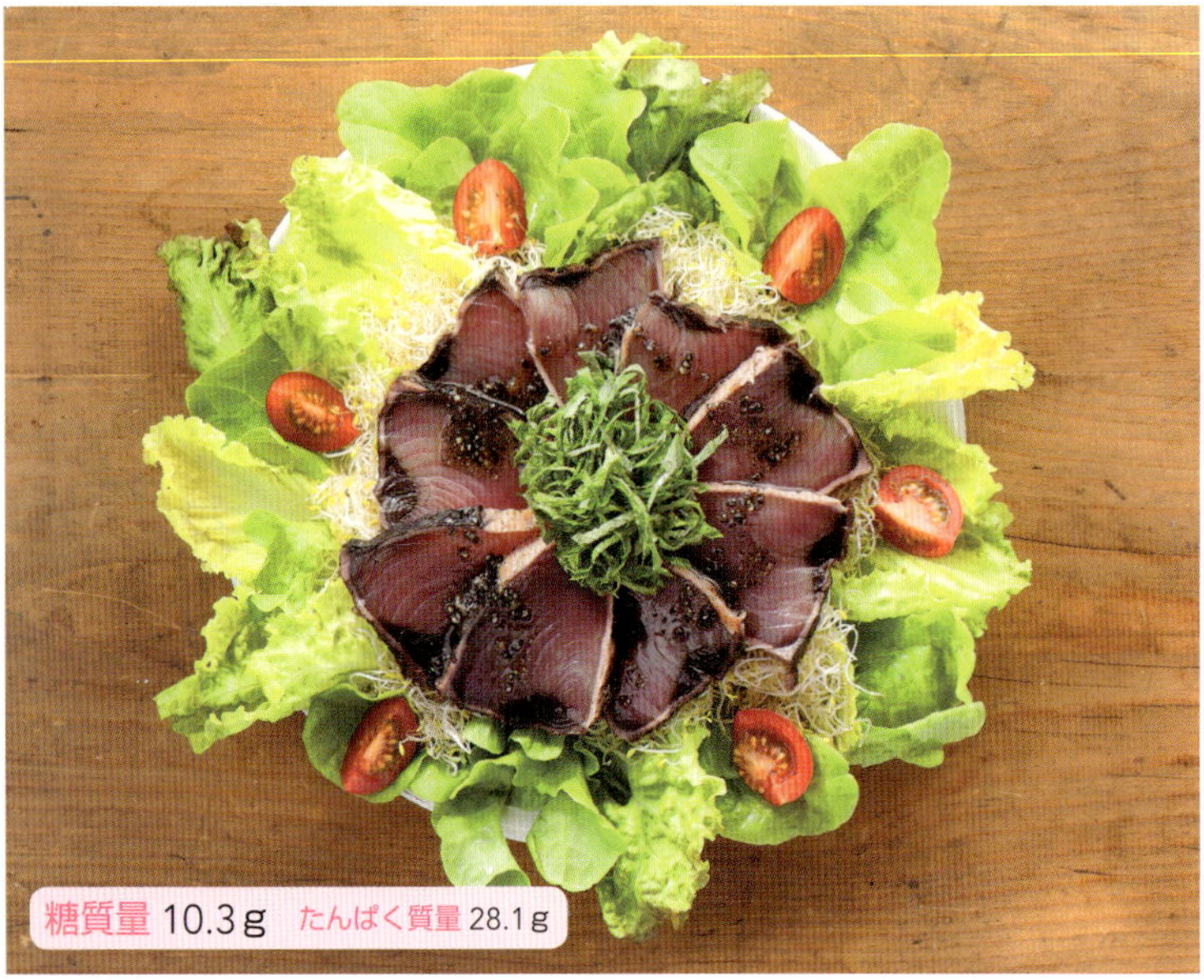

材料

かつおのたたき（1cm厚さに切る） 100g
プチトマト（半分に切る） 3個
しそ（千切り） 10枚
リーフレタス、サニーレタス 30g
アルファルファもやし 1パック
A オリーブオイル 大さじ1
 レモン汁 小さじ1
 しょうゆ 小さじ1
 すりおろしにんにく 少々
 黒すりゴマ 大さじ1
 塩・こしょう 各少々

つくり方

1. 野菜の上にカツオを乗せる。
2. Aを混ぜて、1にかける。

れいみ MEMO

調味料はできる限り自家製で

大変な便利な加工調味料ですが、何が入っているかわかりません。「果糖ブドウ糖液糖」は加工調味料によく使われているので要注意です。ドレッシングやソースは、できるだけ自家製にしましょう。思わぬところで糖質を摂らずに済みます。

レシピ NO.17　秋／冬　月 B

ラムのココナッツミルクカレースープ

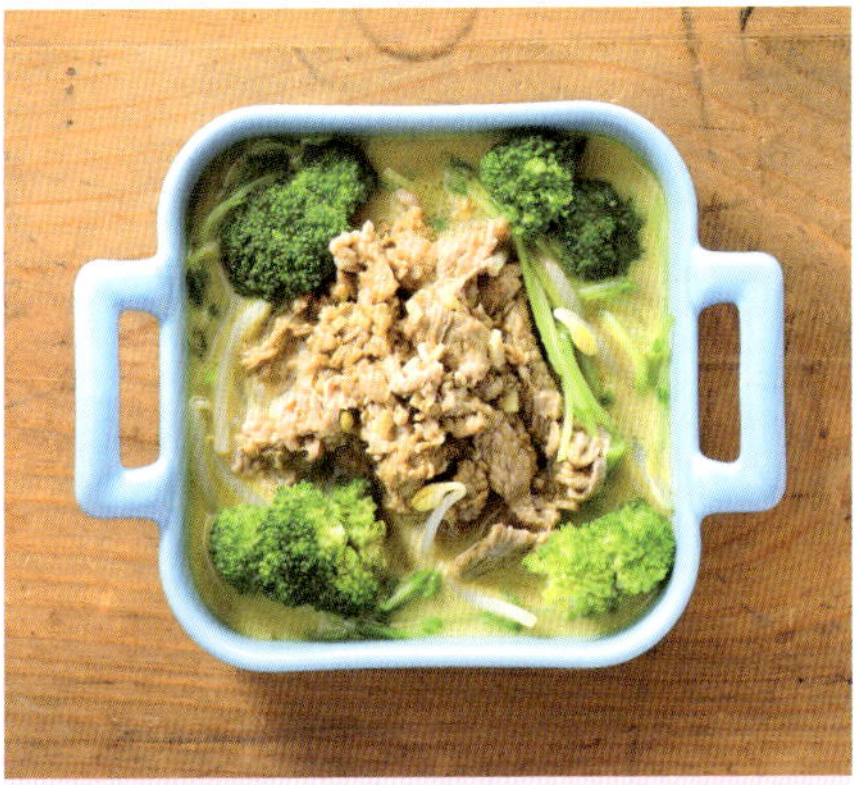

糖質量 7.4g　たんぱく質量 23.4g

材料

漬けおきラム肉　125g
ブロッコリー（茹でておく）　30g
大豆もやし　10g
豆苗　30g
コンソメ　1/2 個
水　1 カップ
ココナッツミルク　大さじ 2
塩・こしょう　適宜
カレー粉　適宜

つくり方

1. 水にコンソメを入れ火にかけ煮立ったら、ブロッコリー、大豆もやし、豆苗、ラムを入れる。
2. ココナッツミルク、塩、コショウ、お好みでカレー粉を入れ、味を調える。

レシピ NO.18　秋／冬　火 D

鶏の水炊き

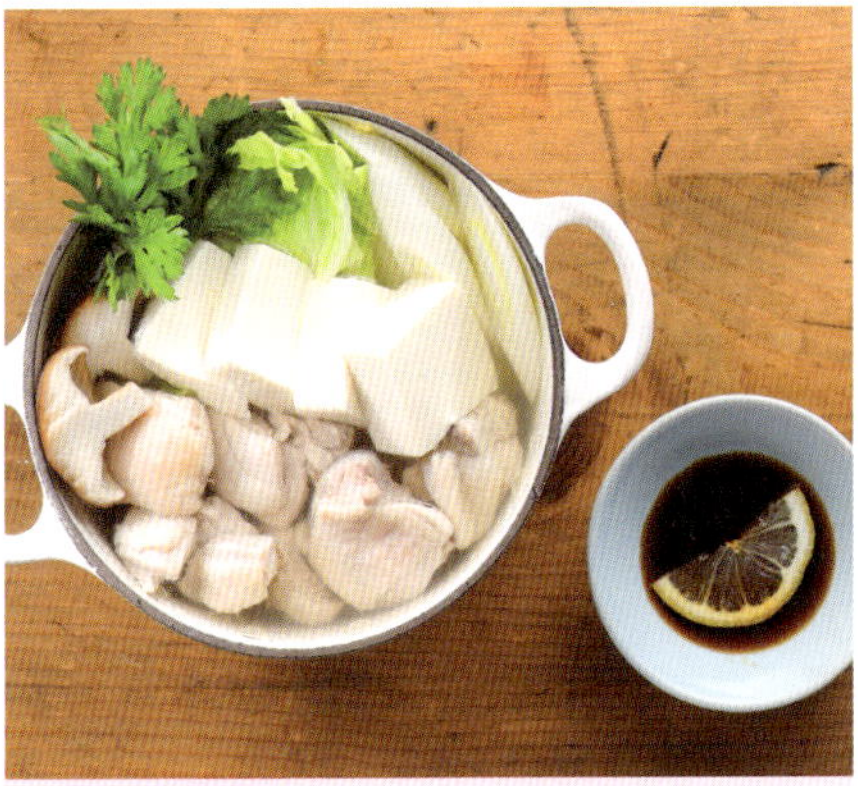

糖質量 6.3g　たんぱく質量 29.0g

材料

鶏肉　100g
白ワイン　大さじ 1
塩　少々
木綿豆腐　100g
白菜　100g
ねぎ　30g
しいたけ　1 個
春菊　50g
レモン、しょうゆ　少々

つくり方

1. 鶏肉は白ワインに漬け、そのほかの具材を食べやすい大きさにカットする。
2. 鍋に水、塩を入れ、1 を入れる。レモン、しょうゆでさっぱりといただく。

レシピ NO.19　秋／冬　水B

豚とほうれん草 ブロッコリーの味噌汁

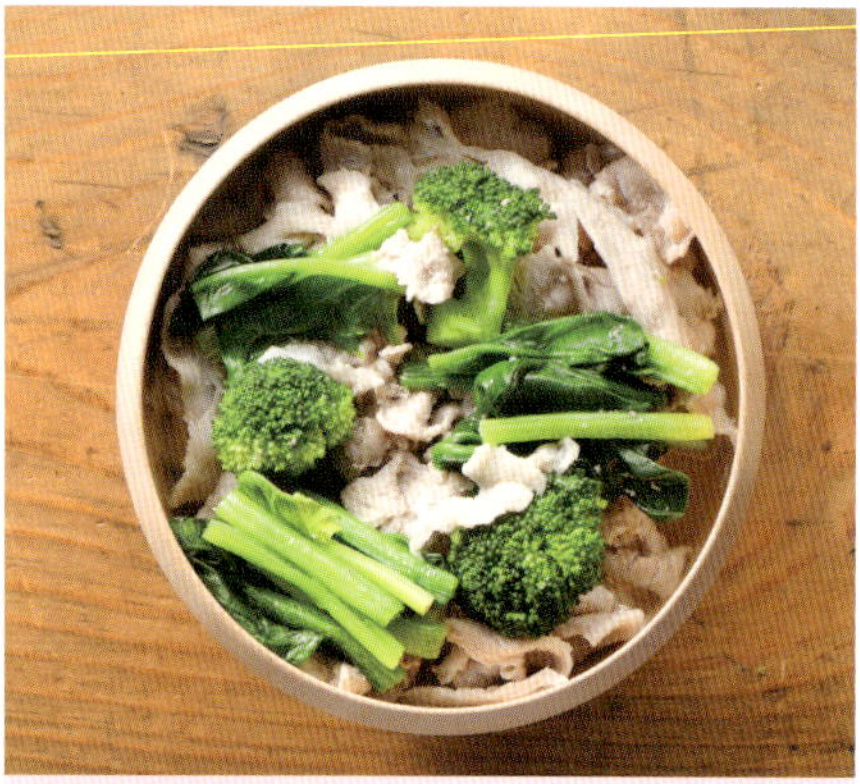

糖質量 2.9g　たんぱく質量 23.4g

材料

豚肉　100g
ブロッコリー　15g
ほうれん草　15g
味噌　大さじ1
(だし)
昆布粉、かつお粉、きのこ粉末
(または粉末だし)　各2つまみ

つくり方

1. 鍋に水1カップと各粉だし、食べやすい大きさにカットしたそのほかの食材を入れる。
2. 煮立ったら味噌を入れ火を止める。

※味噌で腸内細菌が活発に。ただし糖質があるので控えめに。だしをしっかりと取る。

レシピ NO.20　秋／冬　水L

牛肉と しらたきの煮鍋

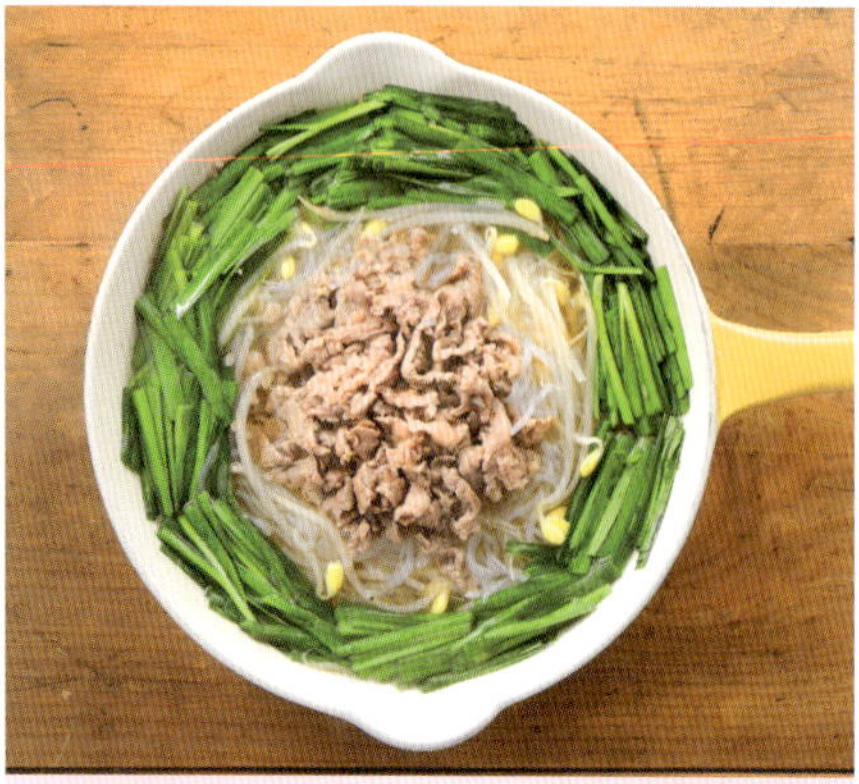

糖質量 4.5g　たんぱく質量 23.0g

材料

にら(4cmに切る)　1束(50g)
牛肉　150g
大豆もやし　100g
しらたき　50g
にんにくのみじん切り　1片
しょうがのみじん切り　小さじ2
白ワイン　大さじ1
胡麻油　大さじ1
A［塩・こしょう　各少々
　 しょうゆ　大さじ1

つくり方

1. 鍋に胡麻油を弱火で熱し、にんにく、しょうがを炒める。
2. 牛肉を加え、白ワイン、水1カップ、Aを加え、まわりに残りの材料を入れる。

レシピ NO.21 秋／冬 木B

落とし卵と もやしの味噌汁

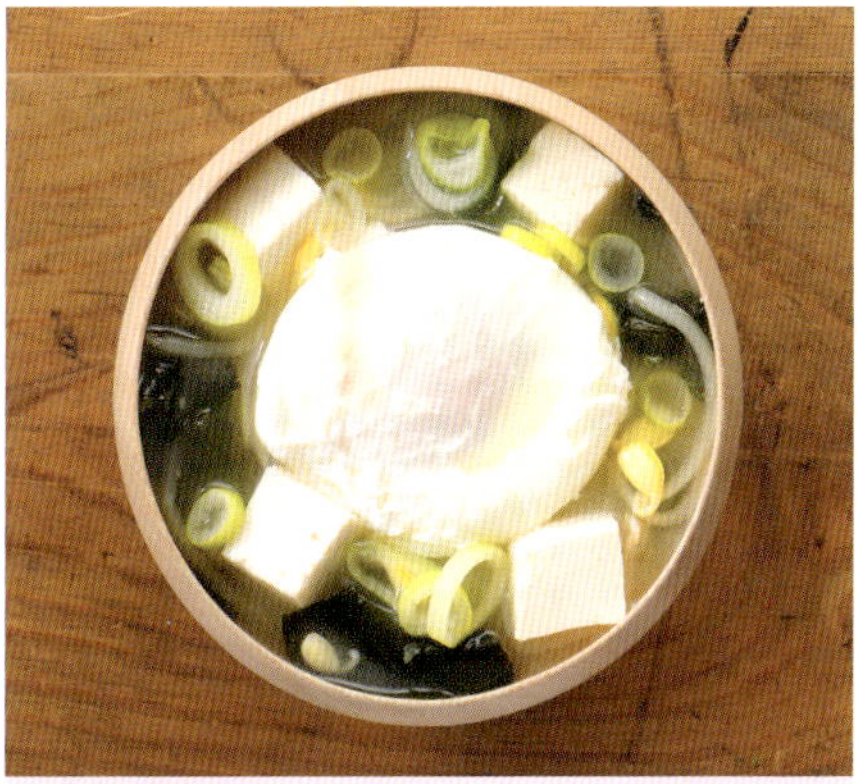

糖質量 3.2g たんぱく質量 14.4g

材料

卵 1個
大豆もやし 30g
ねぎ 10g
木綿豆腐 75g
戻しわかめ 5g
味噌 大さじ1
昆布粉、かつお粉、きのこ粉末（または粉末だし） 各2つまみ

つくり方

1. 鍋に水1カップを入れ、粉末だし、大豆もやし、スライスしたねぎ、豆腐、わかめを入れる。
2. 煮立ったら味噌を入れ、卵を落とし火を止める。

レシピ NO.22 秋／冬 金B

鮭の中骨と 白菜のしょうが汁

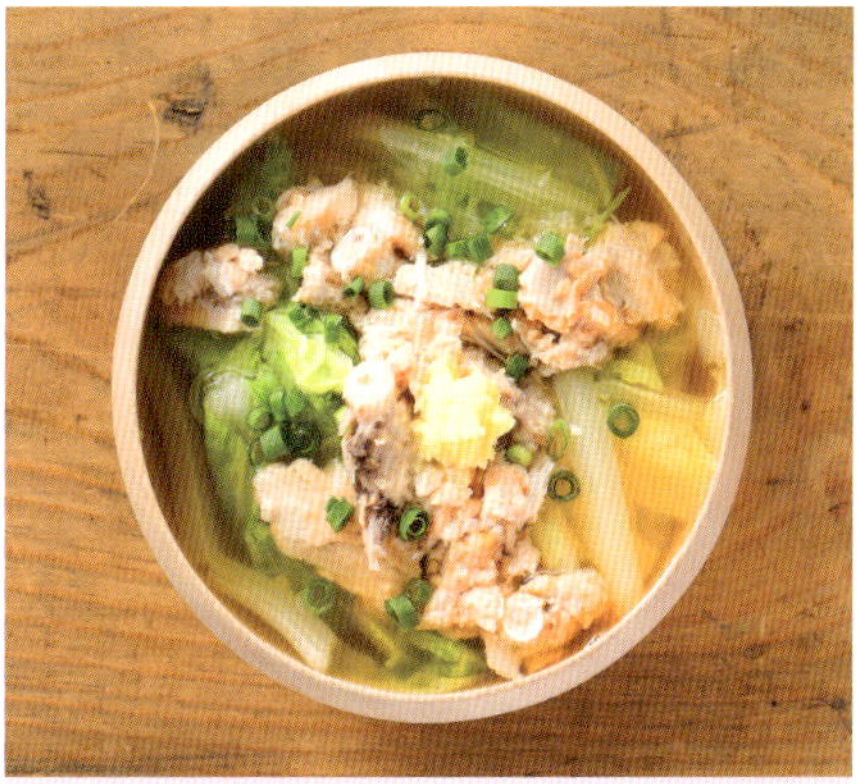

糖質量 2.6g たんぱく質量 28.5g

材料

昆布粉、かつお粉、きのこ粉末（または粉末だし） 各2つまみ
鮭の中骨缶 1缶（130g）
しいたけ 1個
白菜 50g
しょうが 小さじ2
しょうゆ 適量

つくり方

1. 水150mlに粉末だし、スライスしいたけ、白菜を入れてゆでる。
2. 鮭の中骨缶を1缶を1に入れて煮立ったら火を止め、しょうが、しょうゆで味を調える。

レシピ NO.23　秋／冬　金 D

豚ハーブ野菜鍋

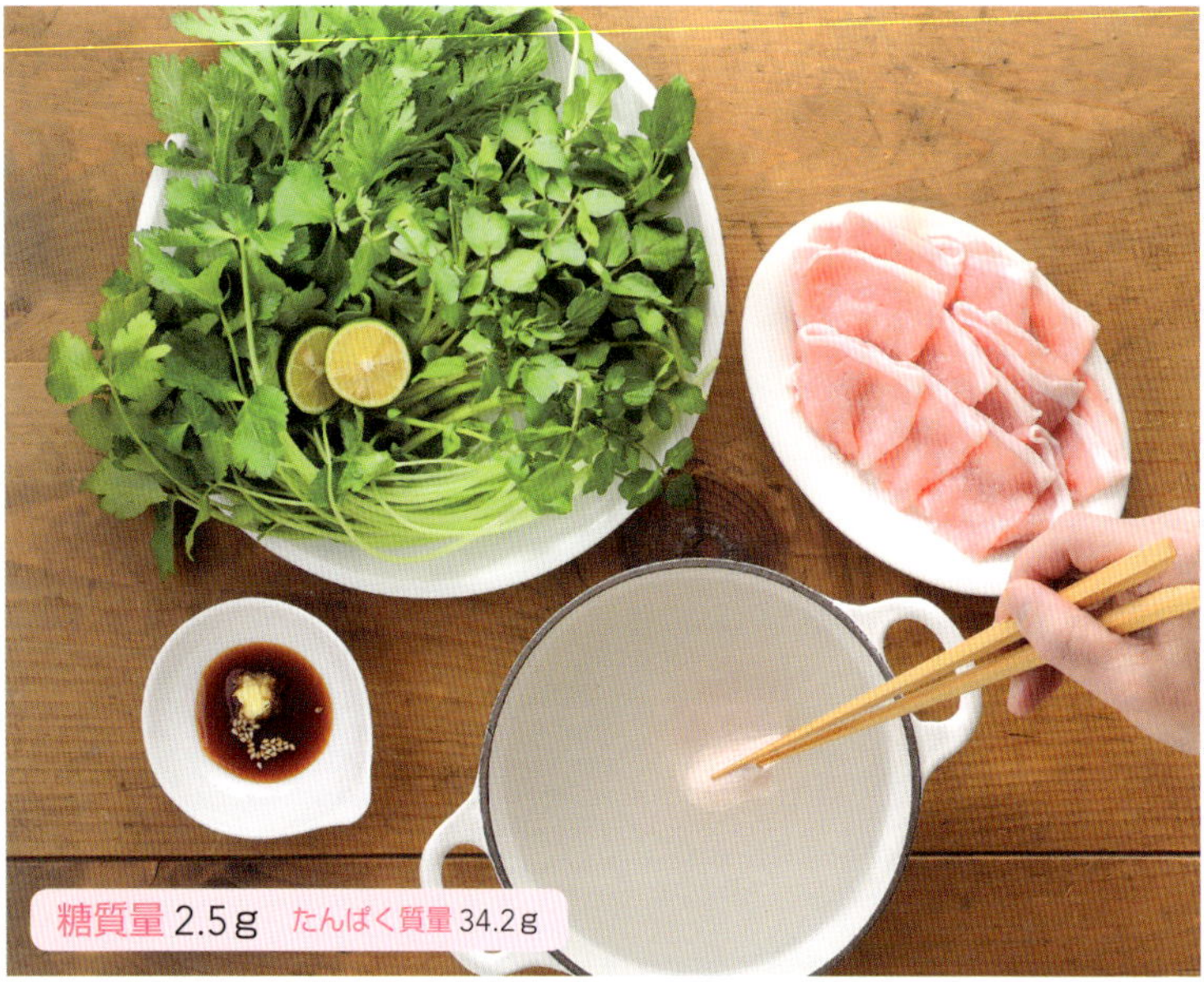

糖質量 2.5g　たんぱく質量 34.2g

材料

しゃぶしゃぶ用豚肉　150g
（ハーブ野菜）
クレソン　1束（40g）
三つ葉　1束（40g）
春菊　50g
（たれ）
しょうが　適量
醤油　適量
すだち　適量
白ゴマ　適宜

つくり方

1. 野菜類は、洗って水気をきる。野菜の茎の下の方の固い部分を切りおとし 10cm 程度の長さに切りそろえて皿に盛る。
2. 鍋に水を入れて煮立ったら、ハーブ野菜を入れ、豚肉はしゃぶしゃぶにして、合わせたたれでいただく。

レシピ NO.24　秋／冬　日 D

タラの蒸し鍋と
豆腐の梅じゃこサラダ

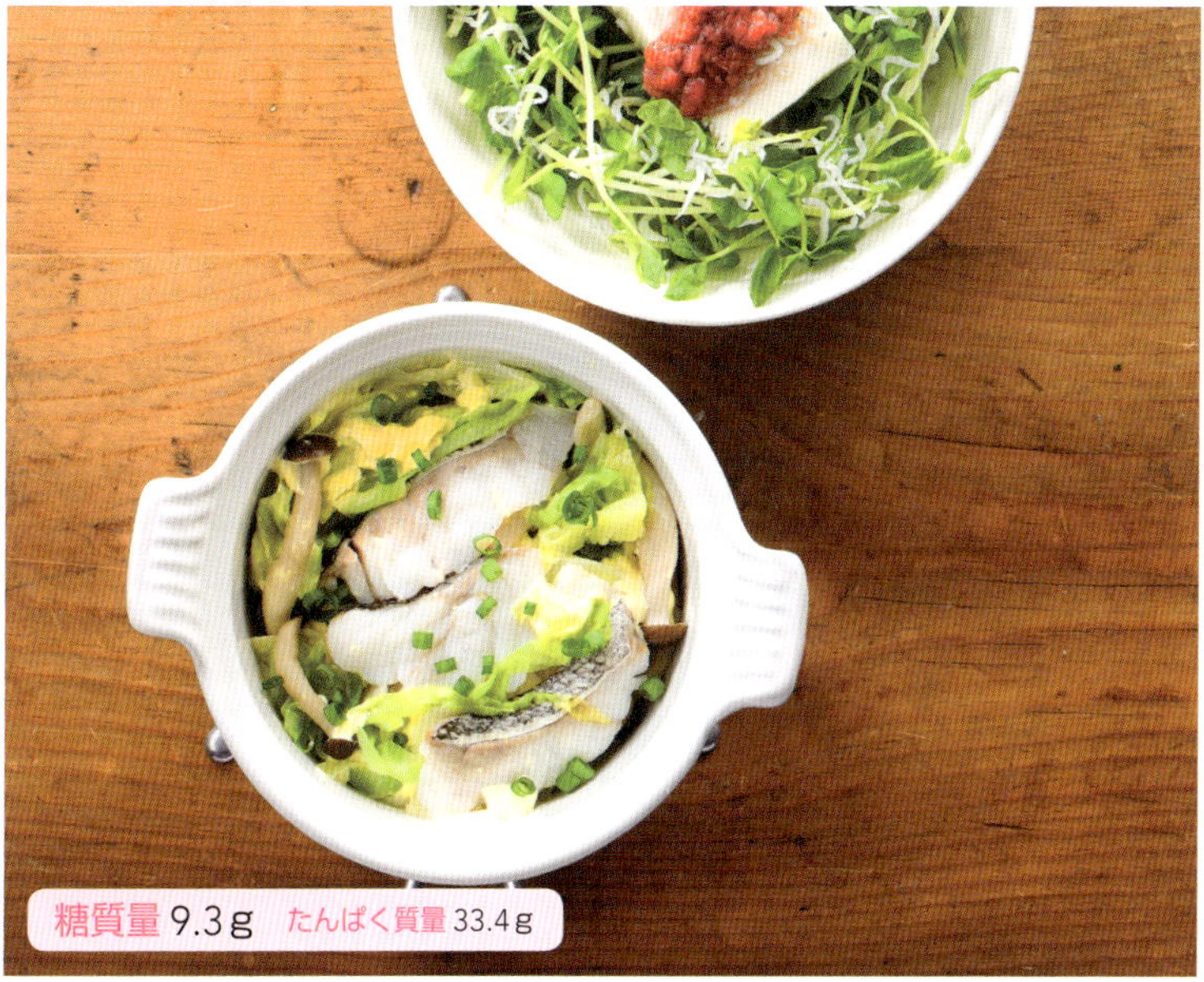

タラの蒸し鍋

材料

A
- 白菜（ざく切り）　100g
- 豆苗　50g
- たら　1切れ
- ねぎ（スライス）　30g
- しいたけ（スライス）　1個

B
- 水　50ml
- 鶏がら顆粒　小さじ1

マヨネーズ　70g
万能ねぎ（小口切り）適量

つくり方

1. 鍋にB、A半量、マヨネーズ、A半量の順に入れ、蒸し焼きにする。万能ねぎを散らす。

豆腐の梅じゃこサラダ

材料

木綿豆腐　100g
ちりめんじゃこ　大さじ1
豆苗　1パック
（梅ソース）
梅干しの果肉　1個分
胡麻油、酢　各大さじ1

つくり方

1. 豆腐とちりめんじゃこは、さっと湯通ししてザルにあげておく。
2. 豆苗は食べやすい大きさにカット。
3. 梅ソースの材料を混ぜておく。
4. 皿に豆苗を盛り付け、その上に1をのせ、3をかけていただく。

完コピレシピcolumn

\ つくりおきでラクチン！ /

基本の野菜セット

麻生流サラダ（1日分）

食物繊維約12g、栄養価も○。オススメ野菜セットです。

サラダ菜　30g
大豆もやし　50g（さっとゆでておく。つくりおくと便利）
サニーレタス　40g
モロヘイヤ　20g　（葉の部分をそのまま食べる。ゆでても可）
ブロッコリー　60g（さっとゆでておく。つくりおくと便利）
ほうれん草　50g（さっとゆでておく。つくりおくと便利。サラダほうれん草でも）
赤パプリカ　40g（黄色も可）
アボカド　1/2個

・あおさ、しらす、桜えびなど乾物をトッピング。
・ドレッシングは亜麻仁油、塩、こしょう、レモン汁、酢、しょうゆなどシンプルに。

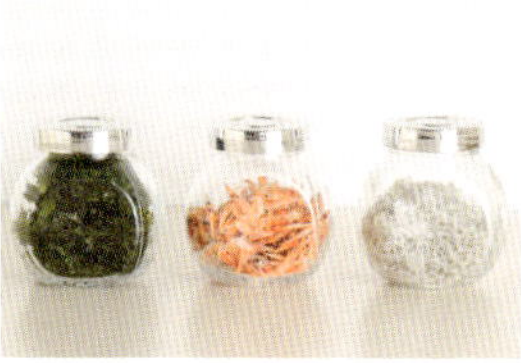

海藻

サラダに添えたり、スープに入れたりして毎日必ず食べて。

わかめ（戻し）　5g（多めにもどして冷蔵しておくと便利）

きのこのバターソテー

少量でも、必ず毎日摂取。

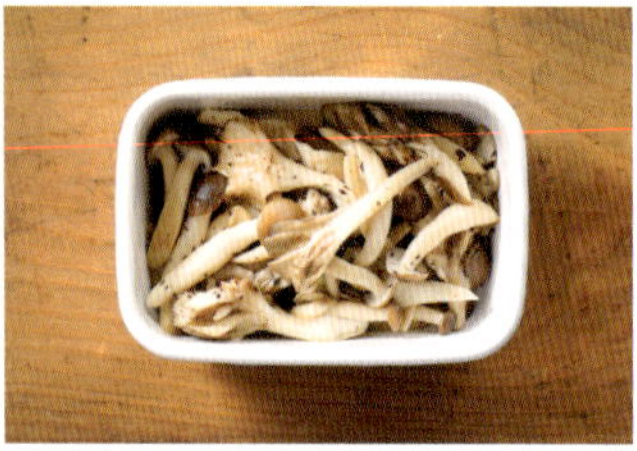

材料
しめじ　1パック（100g）
まいたけ　1パック（90g）
バター　大さじ1.5
ゆかり　少々

作り方
1. フライパンにバターを入れ、石づきをカットしたしめじとまいたけを炒める。好みでゆかり味にしても。
2. 完全に冷めたら保存容器に入れ、冷蔵庫で5日間保存可。

CHAPTER 4

ケトン体のこともっと教えて！

Q&A

第４章では、いままで私がダイエット指導にあたってきたなかでよく聞かれた質問や、自分が実際にロカボダイエットに取り組みながら悩んできたことなどをQ&Aにまとめてみました。「麻生式ロカボダイエット」は、成功率も高くとっても簡単。１人でも多くの人が理想の体を手に入れられますように。

Q

たんぱく質量や糖質量でいわれても、どのくらい食べたらいいのかよくわかりません。

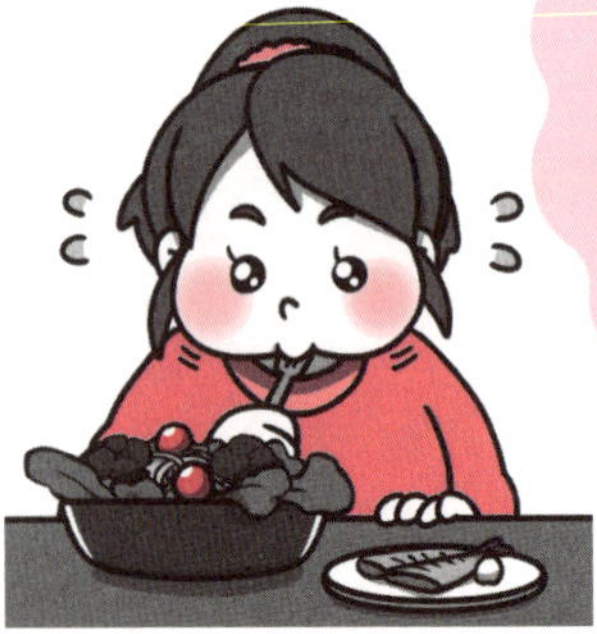

A

たんぱく質は、体重1kgに対して1.2g ～ 1.6g。
糖質は、体重は関係ありません。
P45を参考にしてください。

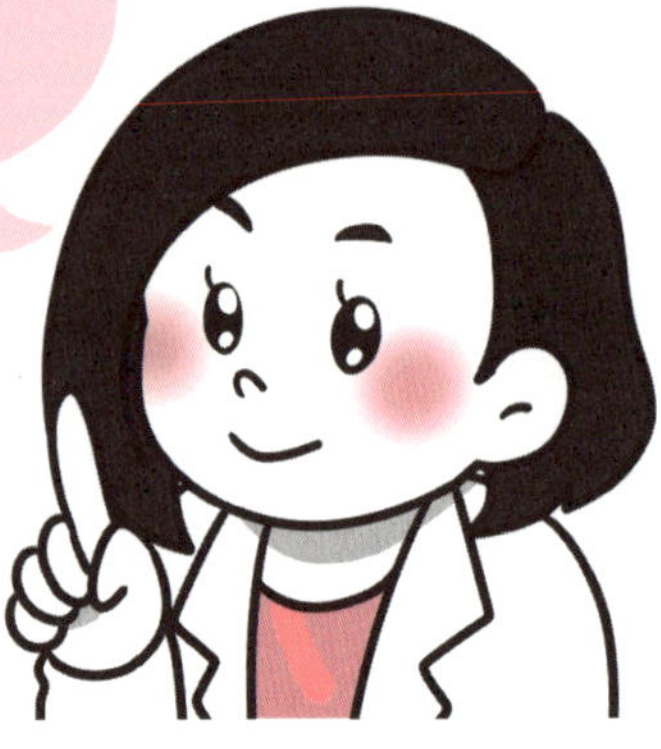

体重（kg）	たんぱく質量（g）	肉・魚換算量（g）
100	120～160	600～800
95	114～152	570～760
90	108～144	540～720
85	102～136	510～680
80	96～128	480～640
75	90～120	450～600
70	84～112	420～560
65	78～104	390～520
60	72～96	360～480
55	66～88	330～440
50	60～80	300～400

たんぱく質量を食品の量に換算して

P53でも説明しましたが、たんぱく質の量＝食品の量ではありません。たんぱく質だけで構成されている食材など、ないからです。

肉や魚は正味量の約20％、卵は約30％、大豆は10％がたんぱく質量です。食品に表示されていることもあるので、摂ったたんぱく質量をメモしておくといいでしょう。P195のダイエットノートも活用してください。

Q

ちゃんと計算してお肉と野菜を食べているけど、お腹が張って不調。このまま続けても大丈夫？

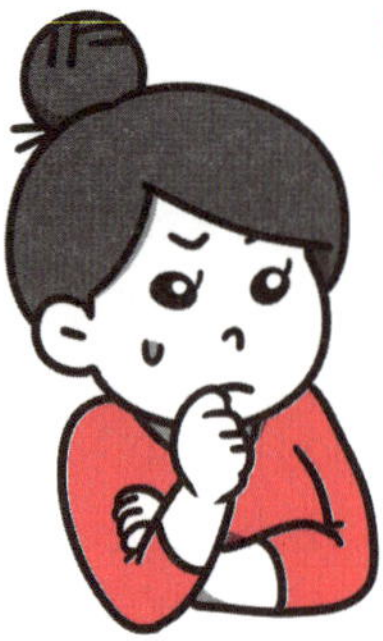

A

消化のキャパシティを超えているかも。食べる量を少し控えてみて。

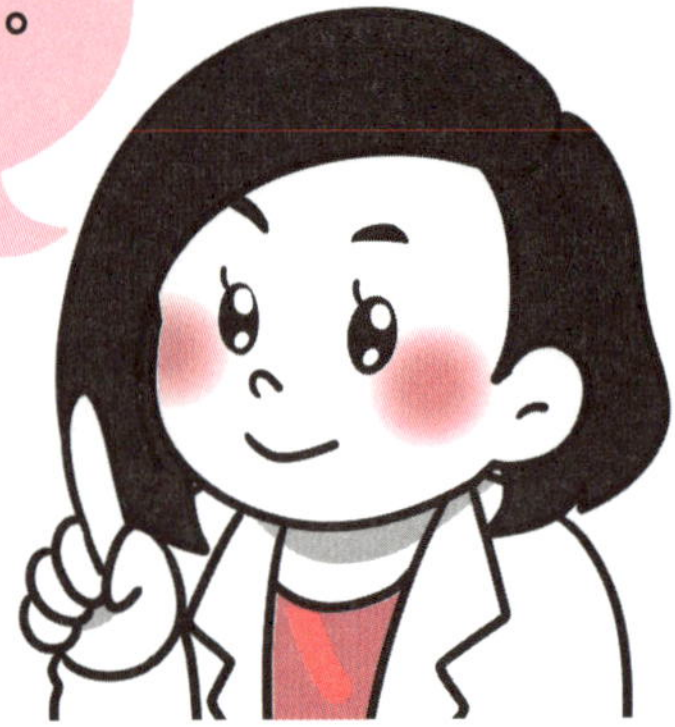

消化する力は1人ひとり違う。過信せず、ドクターに相談を

人間には個体差、個人差というものがあります。消化のキャパシティに関してもそれは同じ。食べ物を消化する力は、一人ひとり違うのです。

消化液や消化酵素はたんぱく質からつくられています。日頃たんぱく質不足だと、消化する力が弱くなることもあります。菜食生活が長くて腸内細菌が対応しきれないケースもあります。お腹が不調であると感じるなら、ムリはせずに、量を少し控えめにしてみてください。

野菜を多めに食べるのも1つの手ですが、素人判断しないで、不調が続くようなら医師や専門家に相談しましょう。

Q

ご飯を食べないと
脳が働かないって
聞いたけど、大丈夫？

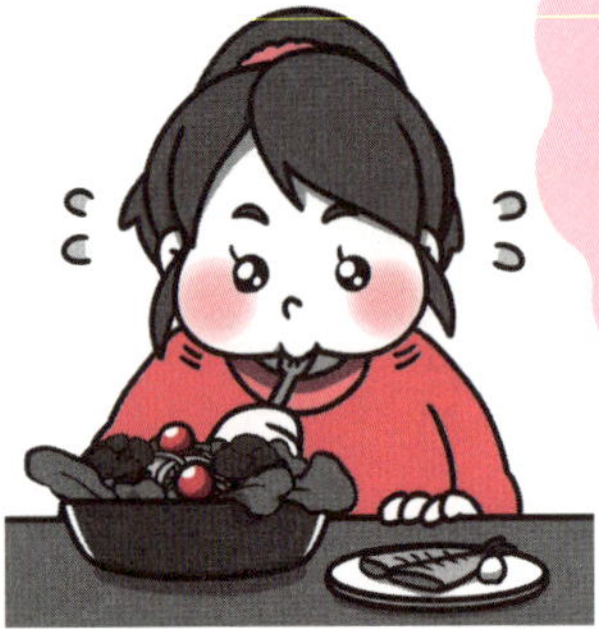

A

大丈夫。糖質に代わって、
ケトン体が脳のエネルギーに
なります。

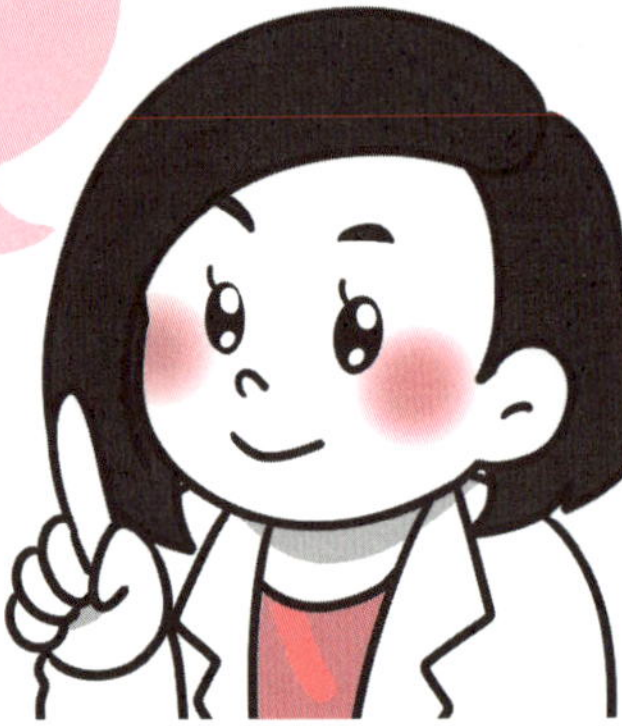

ケトン体は糖質に代わるスーパーエネルギー

「疲れたときには甘い物が効く」とか「きちんとご飯を食べないと頭が働かなくなる」というのは、根拠のない迷信です。おそらく白米至上主義とエネルギー不足への心配からいわれてきたことかと思いますが、安心してください。我らがケトン体は、糖質に代わるニューエネルギーなのですから。

肝臓で生まれたケトン体は、体の至るところに運ばれてエネルギーになりますが、脳でも同様に働くことがわかっています。脳に限ってケトン体が効かない、ということはありませんから、大丈夫。麻生式ロカボ食を食べ続けている限り、脳が働かなくなることはありません。

Q

運動したのに脂肪量が減っていませんでした。どうして？

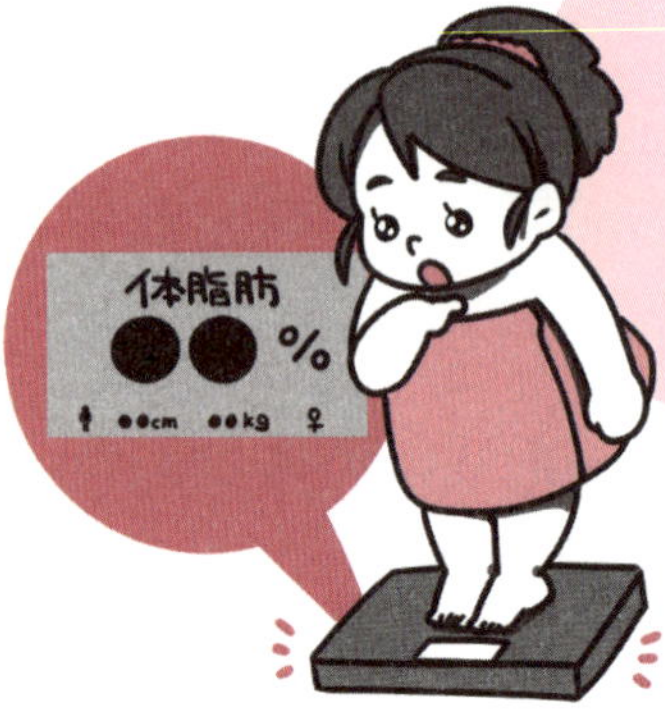

A

栄養不足かもしれません。たんぱく質の量を増やしてみて。

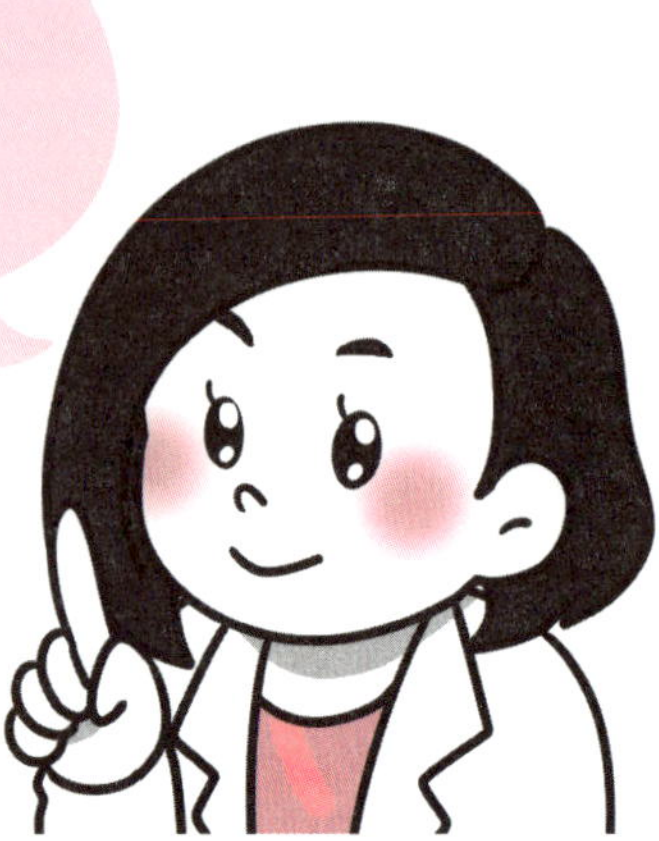

栄養不足でも太ります！たんぱく質はしっかり摂って

「脂肪を燃やすためには、〝かまど〟が必要」という話を聞いたことはありませんか？　このかまど、実は筋肉のことです。筋肉をつくるのに必要なもの、それはたんぱく質です。つまり、「麻生式ロカボダイエット」は、かまどをつくる作業なのです。運動をしても体脂肪が減らないなら、たんぱく質の摂取が足りていなかったのかも。除脂肪体重は減っていませんか？　脂肪を燃やしたければ、運動時はいつもより多めにたんぱく質を摂るよう心がけて。栄養が足りないと、エネルギーを燃やしにくい省エネタイプの体になってしまいます。やつれて、二度とやせない体になってしまうのです。

Q

夕飯がものすごく
遅くなってしまうか、
摂れないことも。
1日2食でいいですか？

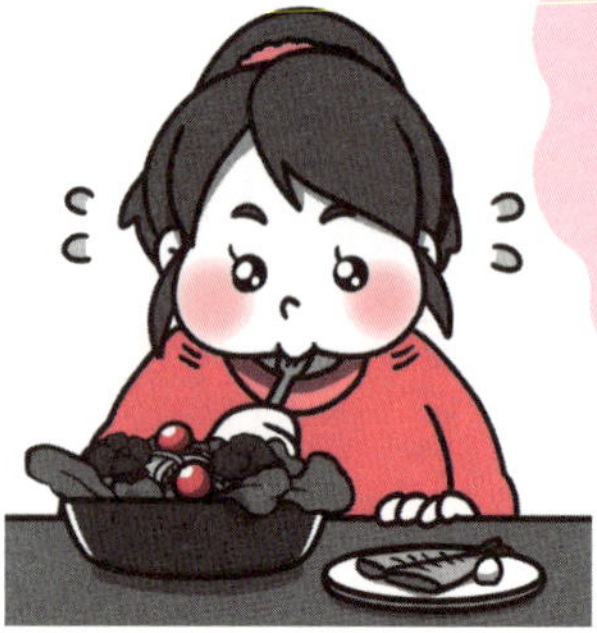

A

たまにならOK。
基本は1日3食です。

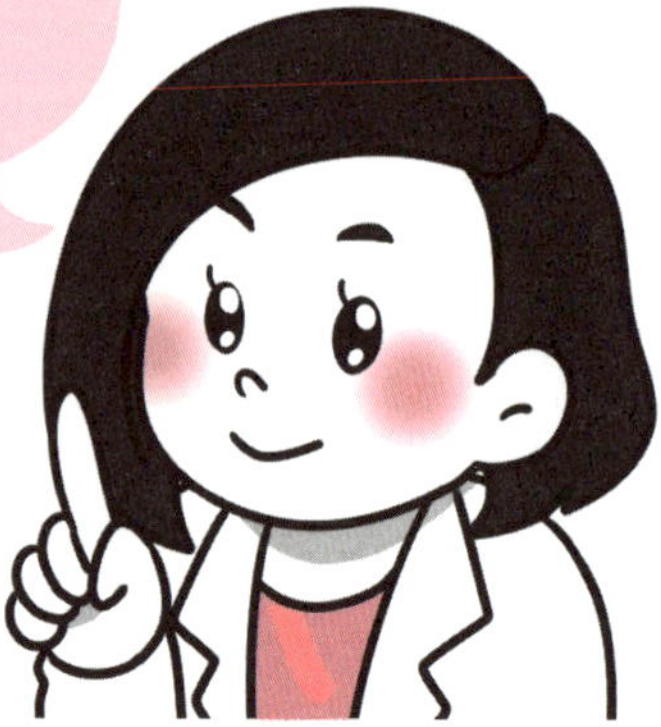

なるべくなら3食摂って。一気につじつまを合わせるのはNG

本当は毎日摂ってほしいのですが、忙しい日だけなど、毎日でなければ、まぁ許容範囲でしょう。

個人差はありますが体が吸収できる1回分のたんぱく質の量は、だいたい20～25ｇくらいです。麻生式ロカボ食での1日の目標摂取量は、体重60kgの人で72～96kg。食品換算すると360～480kgですから、これを2食で割ると、キャパオーバーになってしまいます。自分の消化能力を上回るほど、余分に摂ったたんぱく質は、予備エネルギーとして体脂肪にもなりますし、未消化なら腸内環境を荒らす原因になることも。

なるべく1日の摂取量を3食に分散させるのがベストです。

Q

ココナッツオイルを
摂っているのに
やせないんです。

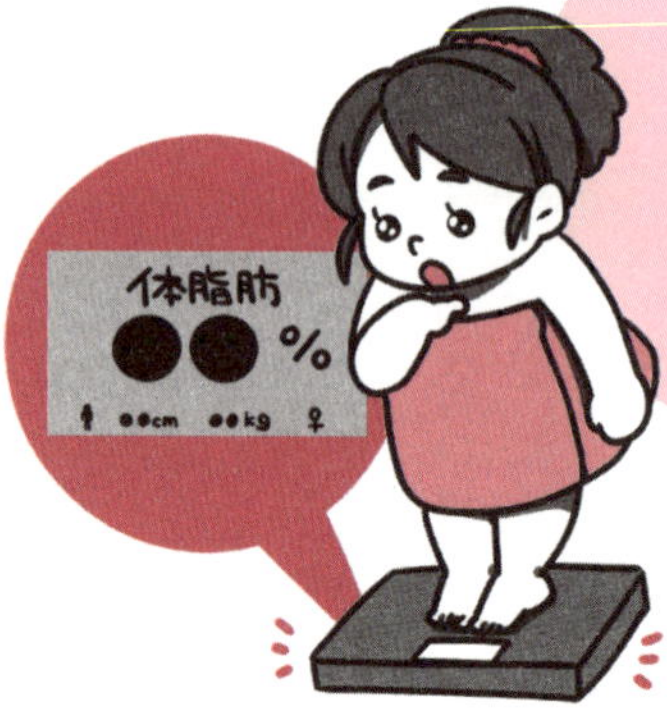

A

ココナッツオイルは
やせ薬ではありません！

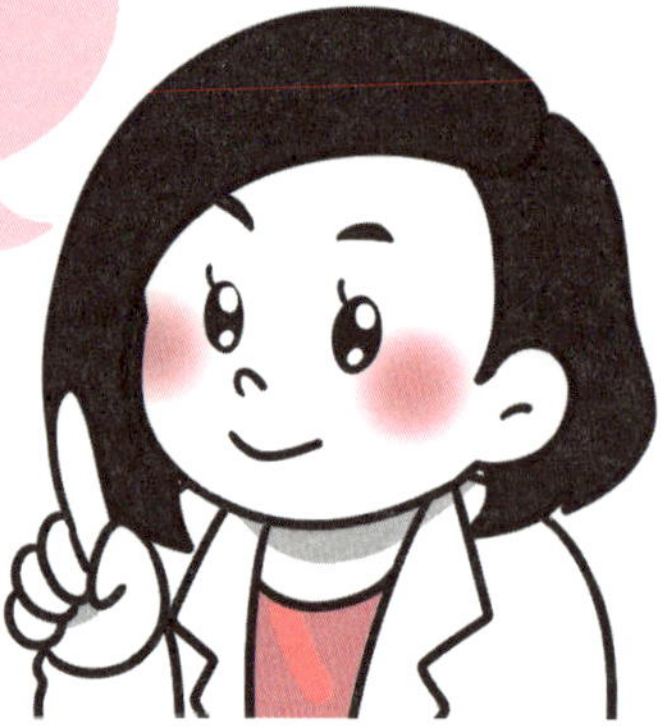

ケトン体回路に入るために導入期に上手に使って

ココナッツオイルが、まるでやせ薬であるかのように誤解している人も少なくありませんが、P70で説明したように、あくまでもケトン体回路を動かすための着火剤。サビついて動きにくくなっているケトン体回路をキックオフしてくれる手助けになるものです。摂取すればやせるというわけではありません。

糖質ジャンキーでなかなかやせはじめないときや、導入期の糖質制限によって頭が痛くなったり、クラクラしたりといった症状が出たときに使うと効果的。ココナッツミルクや、ココナッツパウダーでもOKです。うまく回せているならストップして、自分の体脂肪からケトン体を出してください。

Q

甘い物を元の量に戻したら
あっという間にリバウンド。
維持期に入っていても
ダメなの？

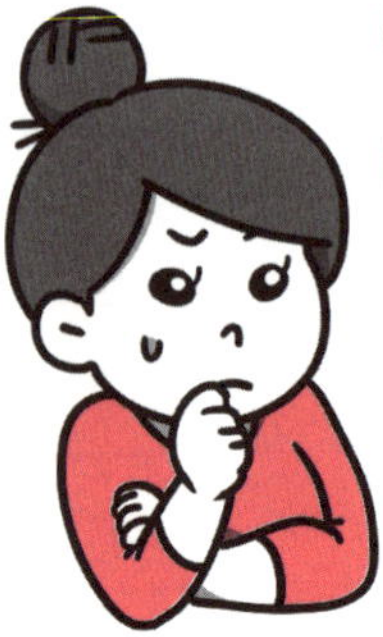

A

維持期だからといって
油断しないで。
導入期に戻りましょう。

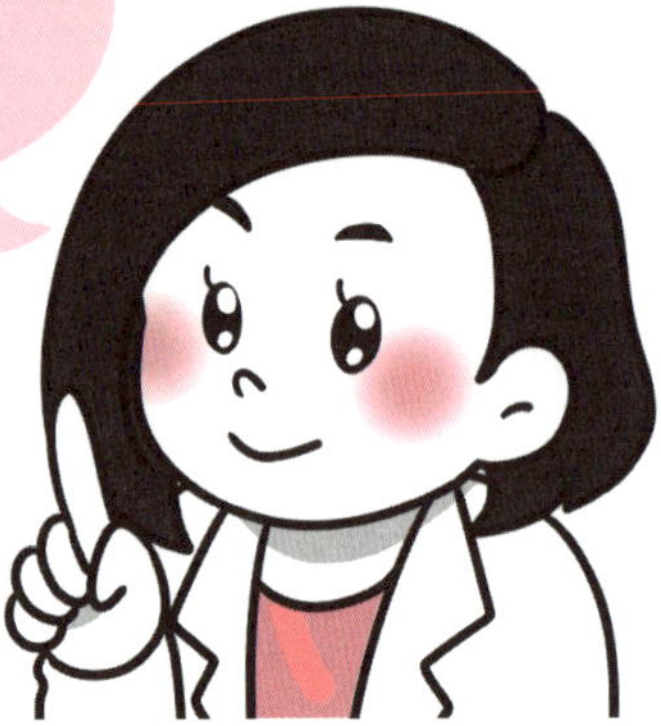

ケトン体を回し続けるためには糖質は不要です！

ケトン体回路がきちんと回っていれば、ハイブリッドカーのように両方の回路を使える体になります。ただし、太っていた頃の食生活に完全に戻してしまったら、ケトン体回路はまた閉鎖、体重のほうも当然元通り……リバウンドします。当たり前のことです。

ちょっとだけなら……の出来心で、寝た子を起こしちゃうパターンは、ダイエットの落とし穴。一度だけで止められればまだしも、そこからズルズル……。この状態、本当に恋愛と同じですよね。でも、やっちゃったものはしょうがありません、また導入期からやり直しましょう。今度こそ、心を強くもって！

Q

減量期に油抜きをして
ガッツリやせたい。
オメガ3脂肪酸摂るのを
止めてもいい？

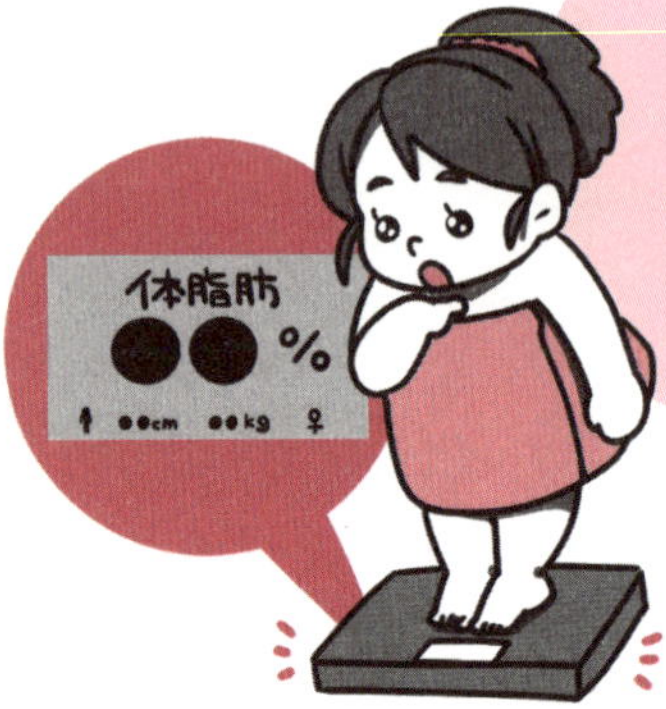

A

油抜きはダイエットには
何の意味もないわ。
オメガ3脂肪酸はいつでも
必ず摂りましょう！

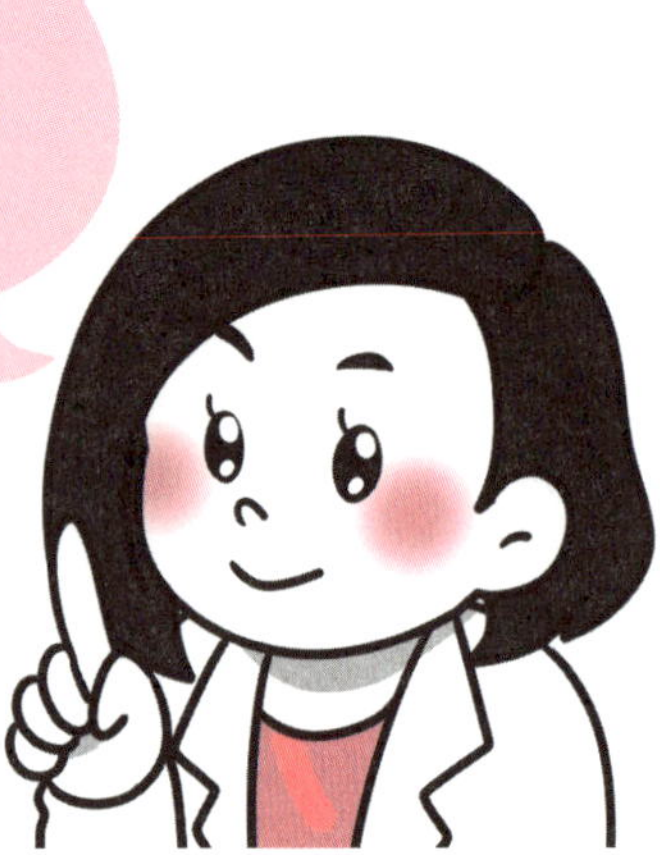

油＝太るは迷信！ 種類を知って正しく摂って

長いこと「ダイエットの大敵は油」と信じられてきたせいか、油を摂ると太るとカン違いしている人も少なくありませんが、それは油によります。オメガ3脂肪酸は、必須脂肪酸と呼ばれ、人間にとって必ず必要な栄養素です。

人間は、オメガ3系のα-リノレン酸や、オメガ6系のリノール酸などを体内で合成することができません。外から摂取しなければならず、これが〝必須〟脂肪酸と呼ばれる所以です。現代日本では3より6の摂取割合が圧倒的に高くなっています。オメガ3脂肪酸は、血流を改善し、生活習慣病を予防するなど、メリットもたくさん。毎日必ず2g以上を摂ってください。

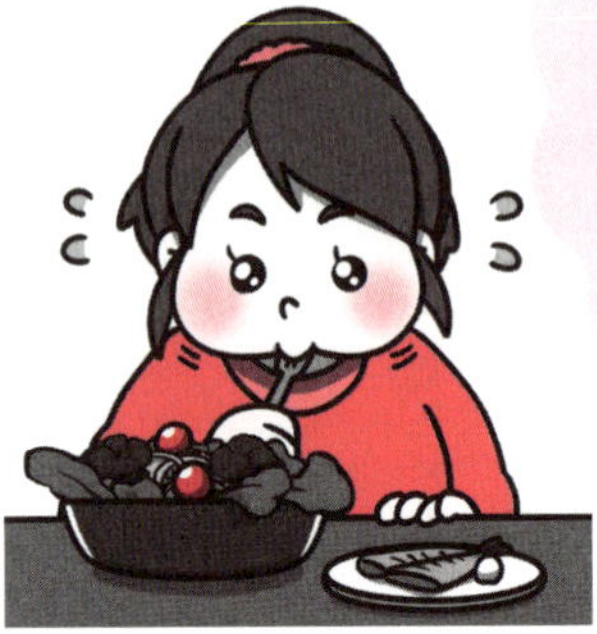

Q

たんぱく質、野菜・海藻・
きのこ類、
オメガ3脂肪酸のほかには
どんな栄養素を摂るべき？

A

栄養素を効率良くエネル
ギーに替えるためビタミン、
ミネラルなどを
積極的に摂りましょう。

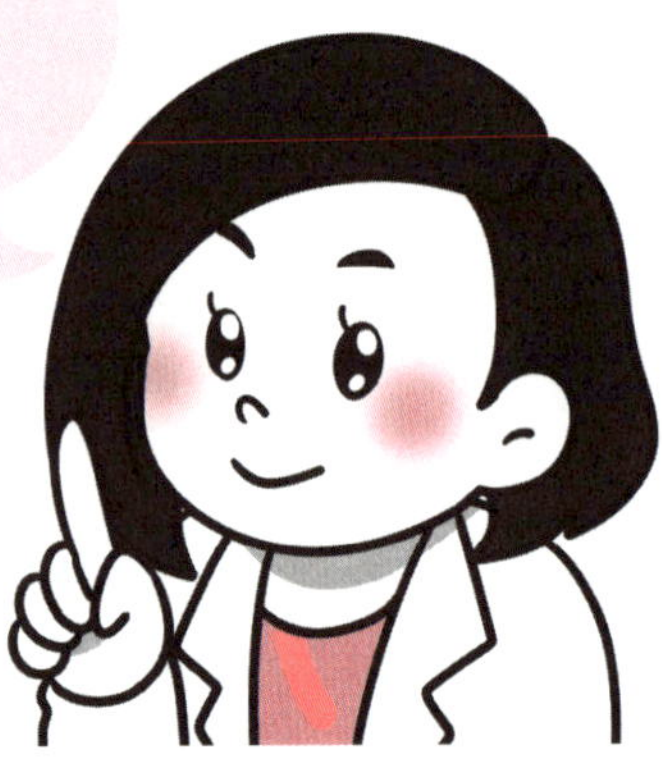

1日に必要な栄養素

たんぱく質　体重(kg)×1.2〜1.6(g)
食物繊維　20g以上
オメガ3脂肪酸　2g以上

ビタミンA　900μgRE
ビタミンD　2000IU
カリウム　3500mg以上
カルシウム　650mg以上
マグネシウム　350mg以上
鉄　5mg（月経あり10mg）
亜鉛　男性15mg、女性10mg

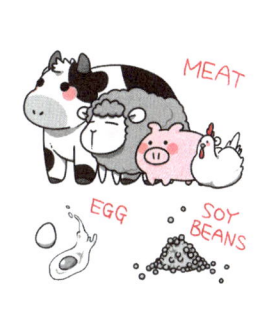

少しずつ食材の栄養にも目を向けて

人間の体は繊細かつ複雑にできています。いつも同じたんぱく質と野菜だけでは、その構造を補いきれません。

「麻生式ロカボダイエット」に慣れてきたら、栄養素にも少しずつ目を向けていきましょう。とくに、ビタミン、ミネラルは積極的に摂ってほしい栄養素です。糖質含有量（P177）に気をつけながら、食材の種類をバラエティ豊かに、旬のものも摂り入れて。

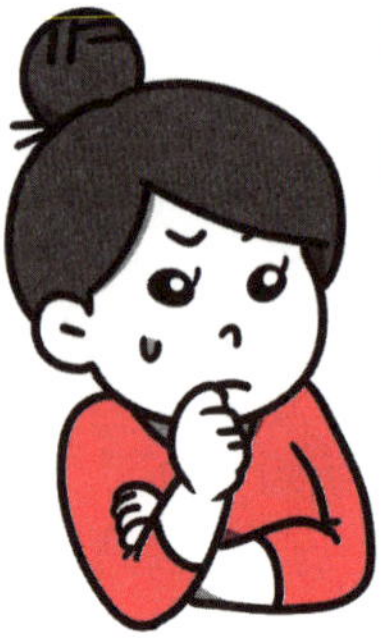

Q

糖質オフすると
体からダイエット臭が
すると聞きましたが、
大丈夫ですか？

A

心配しなくても大丈夫。
「麻生式ロカボダイエット」は
臭くなりません。

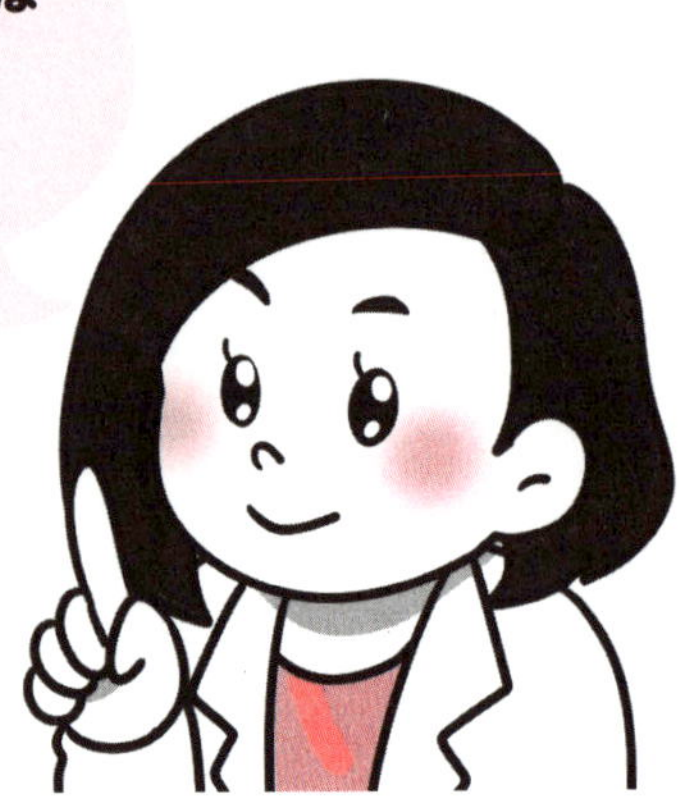

ケトン臭のしないケトン体ダイエット。それが「麻生式ロカボダイエット」です

ひと口に糖質制限ダイエットといってもいろいろなやり方があります。目的と体質に合わせて自分に合ったものを選ぶのがいちばんいいと思いますので、ここで「麻生式ロカボダイエット」の特徴を一緒にお伝えしておきます。

臭い、一般にケトン臭と呼ばれていますが、ケトン体が出ると、体や呼気、尿などが臭うことがあります。臭いの原因となるのは、ケトン体を構成する、アセトン、アセト酢酸、β-ヒドロキシ酪酸のうち、アセトンとアセト酢酸。

一方、「麻生式ロカボダイエット」で増えるのは、β-ヒドロキシ酪酸です。ケトン臭の心配はありません。

Q

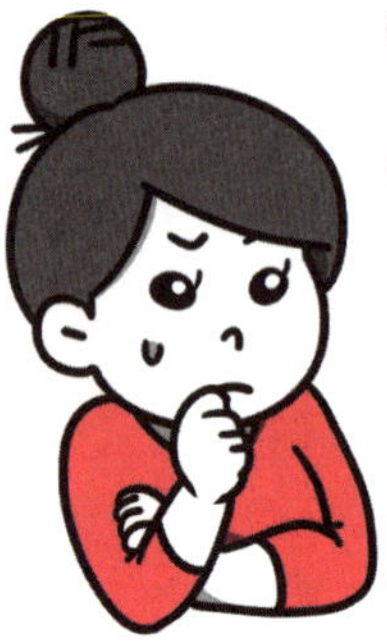

ケトン体試験紙を
使うときに、
何か気をつけることは
ありますか？

A

ココナッツオイルは
丸1日は控えましょう。

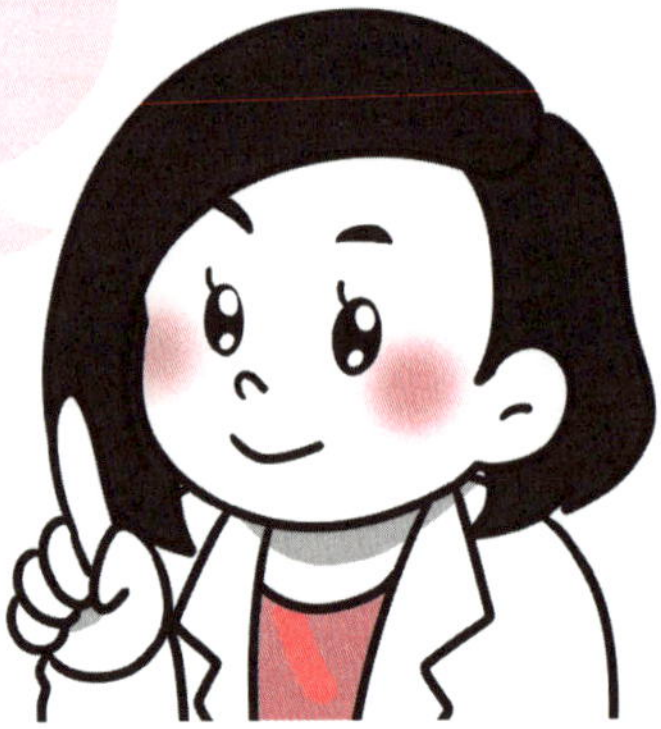

反応しやすいココナッツオイルは24時間は避けましょう

先にもチラッとお話ししましたが、ケトン体回路が回っているのかどうかを調べる医薬品があります。お医者さんの処方が必要な医薬品です。

実は、ココナッツオイルを摂取すると、豊富に含まれる中鎖脂肪酸が体のなかですぐにケトン体に変わるため、ケトン体試験紙に反応が出やすくなります。でも、ココナッツオイルはあくまでも誘導体。体から本当にケトン体が出ているかどうかを確かめるには、ココナッツオイルを控える必要があります。

丸1日、つまり24時間以上経っていれば、ココナッツオイルの影響は出ないと考えていいと思います。

Q

子どもに
「麻生式ロカボダイエット」を
させてもいい？

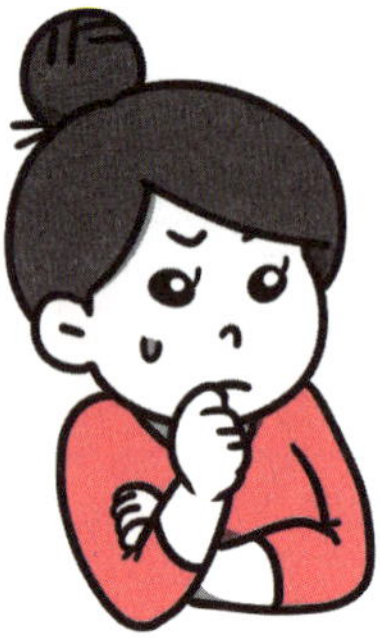

A

成長期の子どもや
妊娠中の人には
オススメしていません。

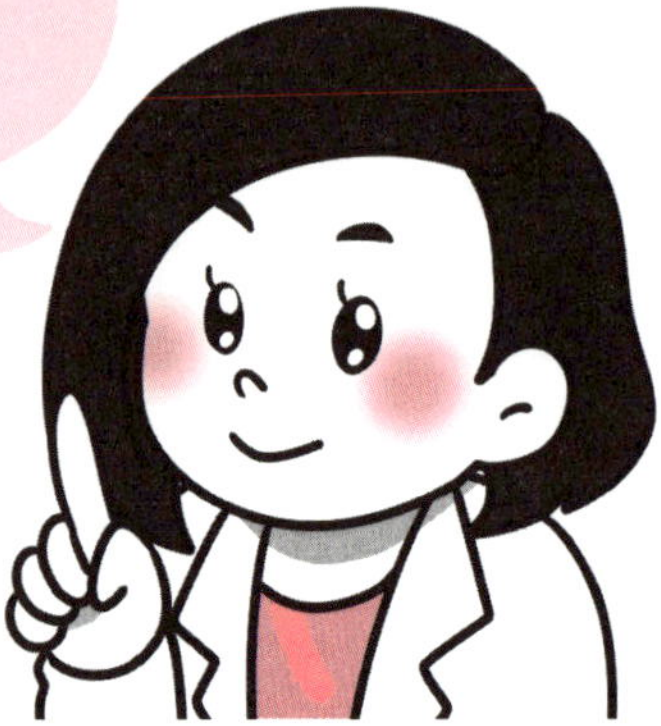

子どもには真の食育を

子どもと大人の大きな違いは「成長発育が必要であるか否か」です。子どもは成長するため、代謝が非常に活発ですから、一般的にはダイエットは必要ありません。「麻生式ロカボダイエット」であっても同様です。

ただし、大人子ども関係なく、体に悪い糖、悪い油はあります。果糖ブドウ糖液糖や添加物も多く、トランス脂肪酸を使ったジャンクフードなどは避けて、自然に近い食材を使った食事や間食ができるといいですね。これこそ、真の食育だと思います。

極端な肥満児の場合は、素人判断で方法を決めずに、医師や専門家に相談するようにしてください。

Q

母親は70代。
「麻生式ロカボダイエット」に
興味津々のようですが、
やっても大丈夫？

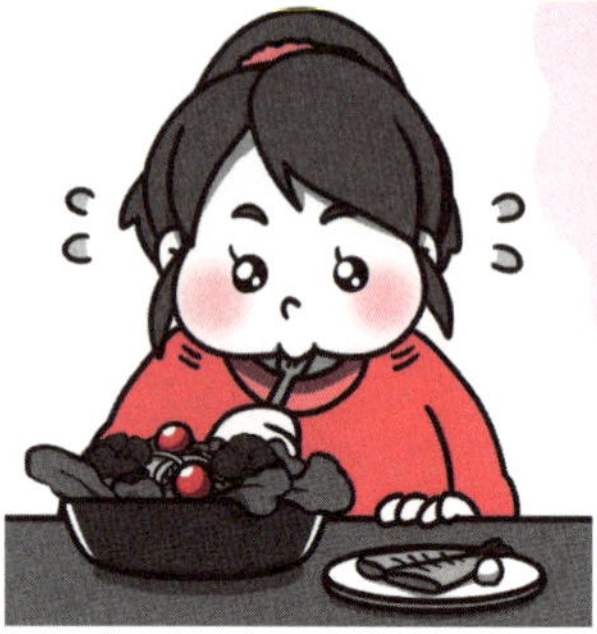

A

大丈夫です。
ただし、ゆるゆるロカボで
お願いします。

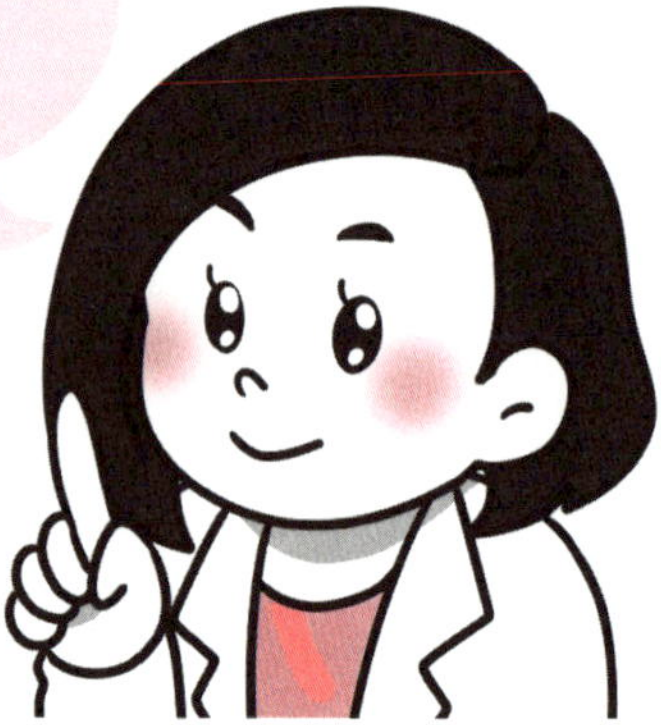

年配の方に必要な たんぱく質とミネラルをたっぷり摂って

年配の方、とくに女性は、低栄養や骨粗しょう症などのトラブルに見舞われる人も少なくありませんが、これらはたいてい、たんぱく質不足によるもの。健康をキープするためにも、麻生式ロカボダイエットは有効です。

年配の方にもどんどん取り組んでほしい「麻生式ロカボダイエット」ですが、年齢的あまり積極的には……という場合は導入期から始めるのではなく、維持期から始めてみて。つまり、1日70〜130gの糖質を摂りながら、いつもよりも多めにたんぱく質を取り入れるメソッドです。ゆるっと続けて人生を楽しみながらヘルシーな体を手に入れてください。

Q

和食が好きなので
甘くしないとおいしくない。
みりんを使っちゃダメ？

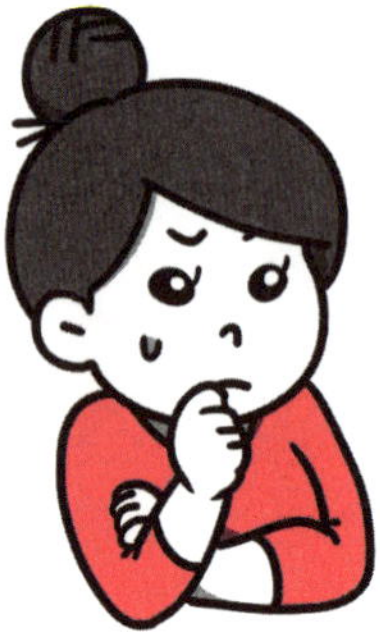

A

血糖値を上げない
天然甘味料があります。

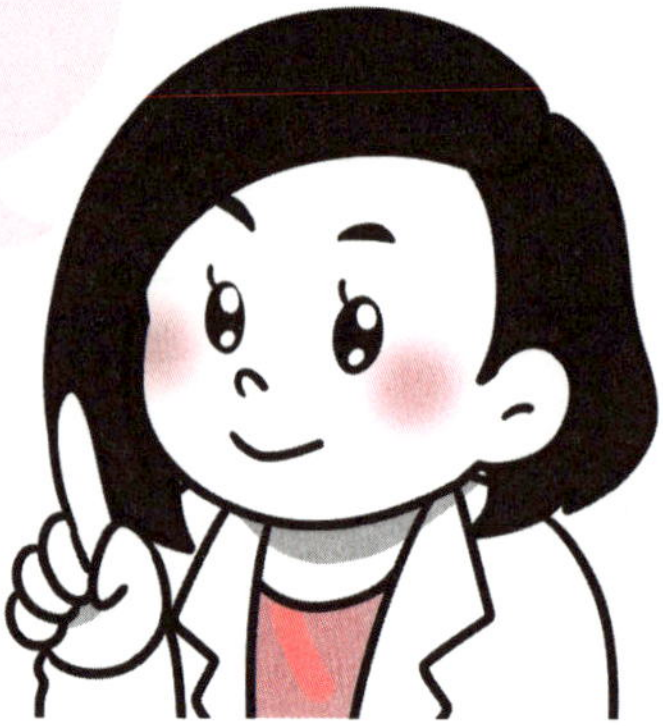

血糖値を上げない甘味料「羅漢果《ラカンカ》」を使って

煮物に代表される和食に、甘みは必須です。肉じゃがやぶりの照り焼きなども、みりんはもちろん、砂糖を使うという人も少なくはないでしょう。料理酒をベースにしょうゆとみりん、砂糖を使う和食は、どうしても糖質たっぷりになってしまいます。

そこで、オススメの天然甘味料が「羅漢果」です。羅漢果は、甘みはあるものの血糖値をほぼ上げないという、とても健康にいい甘味料。人工甘味料ではないので安心です。

ただし、使ってよいのは、ケトン体回路が回っている減量期と維持期のみ。たとえ糖質ゼロの調味料でも甘みを感じるだけでインスリンが出てしまう人もいるので注意してください。

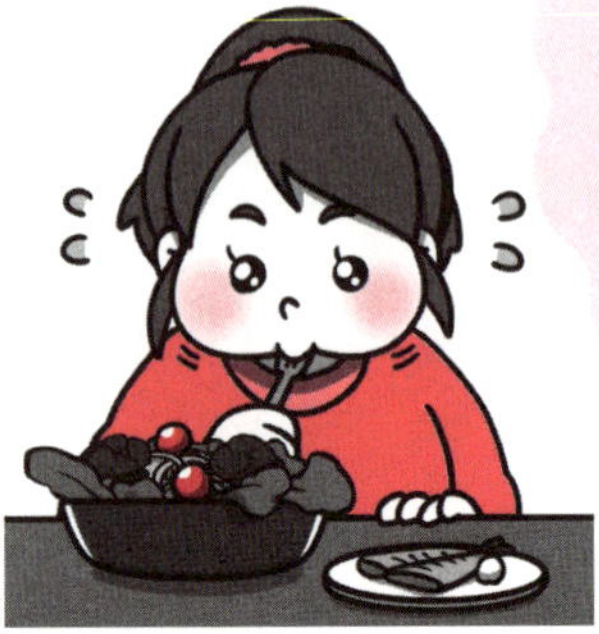

Q

「麻生式ロカボダイエット」中に、サプリメントを摂ってもいいですか？

A

足りない栄養素を補うために、上手に活用してください。

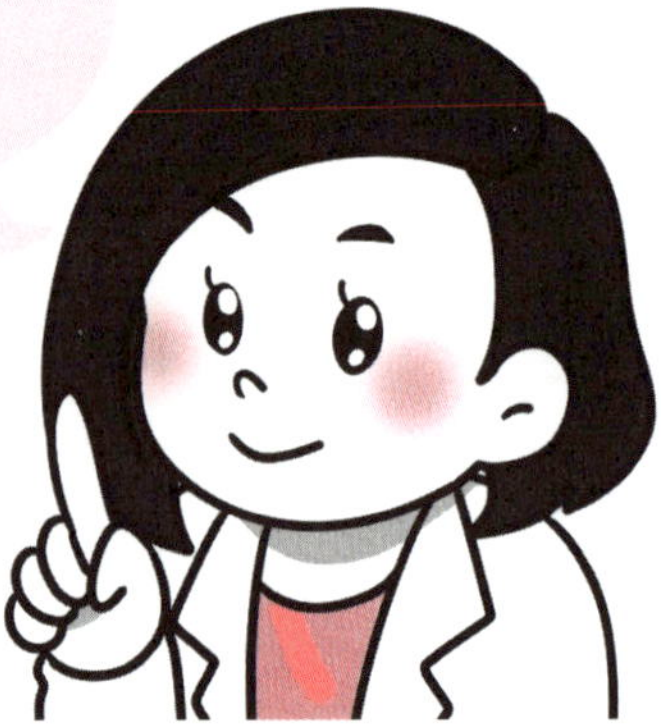

ビタミン、ミネラル、プロテイン。足りないものを積極的に補って

たんぱく質と野菜・海藻・きのこ類だけでも満足できる「麻生式ロカボダイエット」。先にも書きましたが、ビタミンやミネラルなども体のためにはぜひ摂ってほしい栄養素です。

ダイエットをはじめて日が浅く、食品からはなかなか摂れないという人は、添加物の少ない良質のサプリメントをうまく選んでください。

とくに、たんぱく質を食材だけでは補いきれず、除脂肪体重が減ってしまうという人は、ぜひプロテインを摂取してみて。糖質の少ないソイプロテイン・糖質を取り除いた玄米プロテインなどがオススメです。

完コピ
レシピ
column

＼ たんぱく質に＋α ／

主なビタミン・ミネラル一覧表

脂溶性ビタミン

A（レバー、うなぎ、卵黄、しそ、モロヘイヤ、パセリ）、D（ちりめんじゃこ、いわし、鮭、まぐろ）、E（アーモンド、クルミ、卵黄、大豆、モロヘイヤ）、K（納豆、パセリ、しそ、モロヘイヤ）

水溶性ビタミン

B1（豚ヒレ肉、生ハム、うなぎ、あおのり）、B2（鶏卵、牛レバー、さば、納豆、まいたけ）、ナイアシン（生レバー、鶏むね肉、かつお、まぐろ、干ししいたけ）、B6（レバー、かつお、まぐろ、さんま、にんにく）、B12（動物性食品、貝類、のり）、葉酸（レバー、納豆、モロヘイヤ、アボカド）、パントテン酸（レバー、イクラ、モロヘイヤ、アボカド）、ビオチン（鶏卵、アーモンド、クルミ、干ししいたけ）、C（レモン、赤ピーマン、パセリ、ブロッコリー）

ミネラル

K（納豆、パセリ、アボカド、明日葉、モロヘイヤ）、Ca（桜エビ、いわしの丸干し、パセリ、モロヘイヤ、バジル）、Mg（煮干し、桜エビ、大豆、あおさ、あおのり）、P（いわしの丸干、桜エビ、スルメ）、Fe（レバー、煮干、あおさ、ひじき、ピュアココア）、Zn（牛肉、カキ、煮干、大豆、ピュアココア）、Cu（レバー、桜エビ、イカ、ピュアココア、カシューナッツ）、Mn（しょうが、しそ、バジル、モロヘイヤ、あおさ）、I（昆布、わかめ、のり）、Se（かつお節、アーモンド、干しひじき）、Cr（たけのこ、アーモンド、干しひじき）モリブデン（納豆、木綿豆腐）

CHAPTER 5

たんぱく質＆糖質チェック表

日頃なにげなく食べている食材の糖質量、たんぱく質量を知っておきましょう。野菜だから安心！　と思っていたら意外に糖質が高いことも。低糖質、高たんぱくの食材を賢く選択して。

肉類

良質なたんぱく質が豊富な肉はお腹いっぱい食べてOK

たくさん摂ってほしい肉類ですが、
種類や部位によっても
糖質量、たんぱく質量が異なります。

※表示はすべて100gあたりの含有量

羊肉

ラム肉に豊富に含まれるL-カルニチンは、脂肪燃焼を促進します。

ラムチョップ

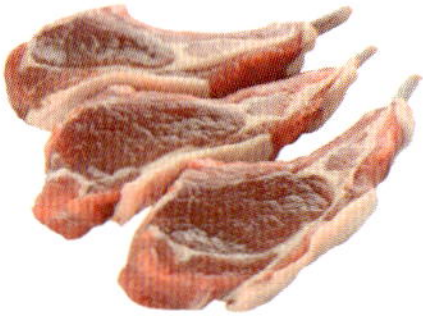

糖質	0.1g
たんぱく質	17g

ラム肉うす切り

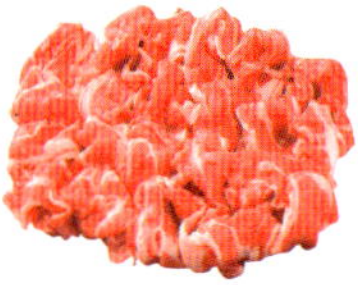

糖質	0.3g
たんぱく質	20g

牛肉

必須アミノ酸がバランスよく含まれ、鉄分も豊富。美肌によいビタミンB群も。

赤身

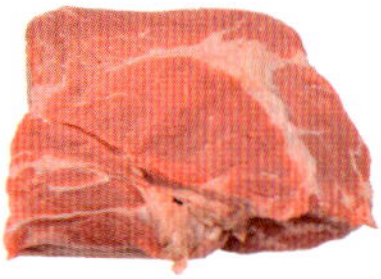

糖質	0.1g
たんぱく質	19g

鶏肉

どの部位も糖質ゼロ。ビタミンB群が豊富。コラーゲンたっぷりで美容にもGOOD。

むね肉

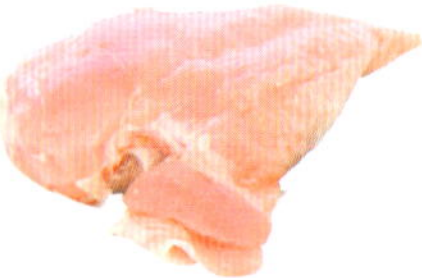

糖質	0.0g
たんぱく質	20g

もも肉

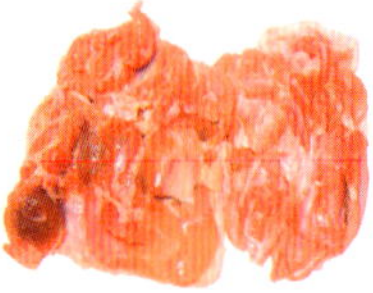

糖質	0.0g
たんぱく質	17g

手羽先

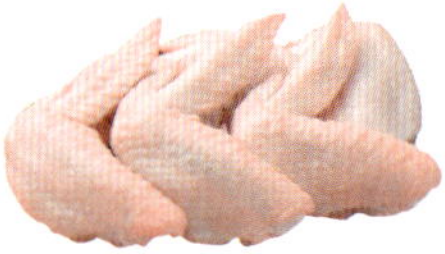

糖質	0.0g
たんぱく質	23g

ささみ

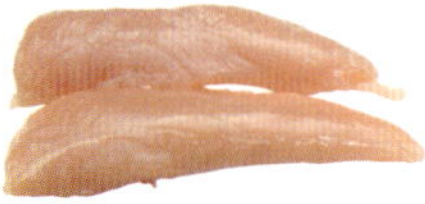

糖質	0.0g
たんぱく質	25g

豚肉

疲労回復に効くビタミンB1が豊富。鉄分、リン、カリウムも。

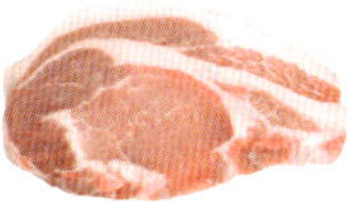

ロース

糖質　0.2g
たんぱく質　19g

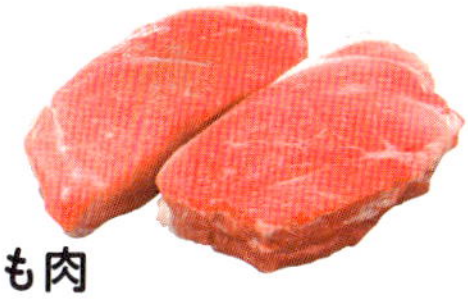

もも肉

糖質　0.1g
たんぱく質　21g

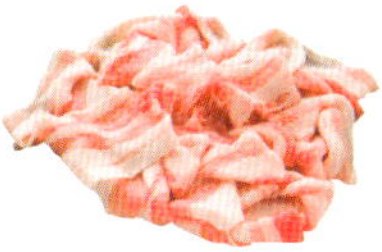

ばら肉

糖質　0.1g
たんぱく質　14g

ひき肉

ハンバーグなどに使用する際は、小麦粉などのつなぎを使わないで。

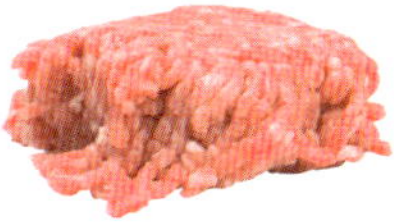

豚ひき肉

糖質　0.0g
たんぱく質　19g

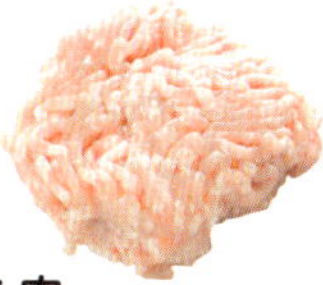

鶏ひき肉

糖質　0.0g
たんぱく質　21g

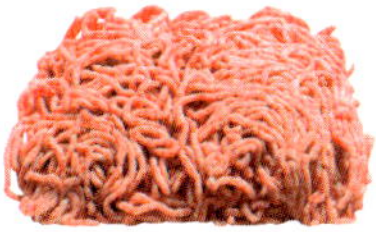

合いびき肉

糖質　0.3g
たんぱく質　19g

加工肉

脂肪を燃焼させるL-カルニチンや、ビタミンB1が。熟成によってアミノ酸量も増加。塩分には要注意。

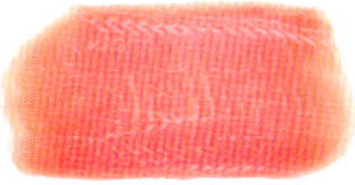

生ハム

糖質　0.0g
たんぱく質　26g

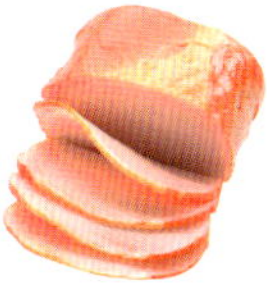

ハム

糖質　1.3g
たんぱく質　17g

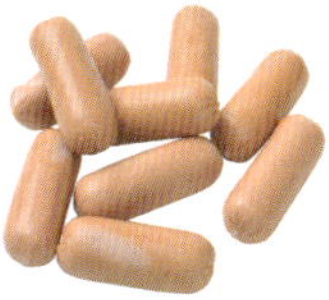

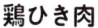

ウィンナー

糖質　3.0g
たんぱく質　13g

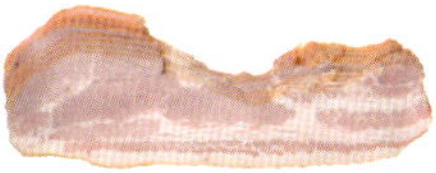

ベーコン

糖質　0.3g
たんぱく質　13g

魚介類

低カロリー、高栄養価の魚介類、1日1回は摂りましょう

低糖質の魚介類。
青魚には脂肪を燃焼するオメガ3脂肪酸が豊富。
鮮度のよいものをたっぷり食べましょう。

※表示はすべて100gあたりの含有量

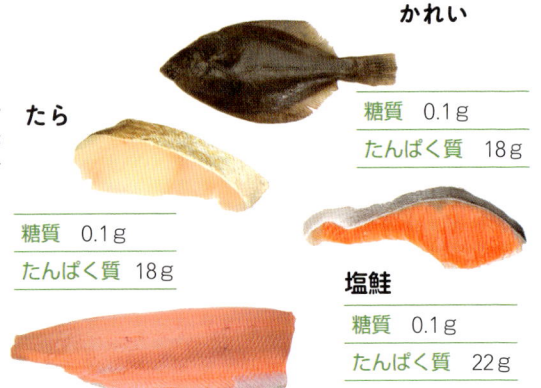

白身魚

消化しやすく、高たんぱく低脂肪、コラーゲンが豊富。淡白でどんな味付けにも合います。

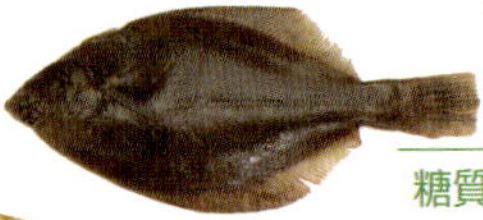

かれい

糖質	0.1g
たんぱく質	18g

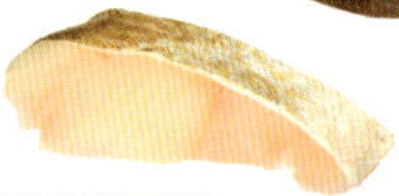

たら

糖質	0.1g
たんぱく質	18g

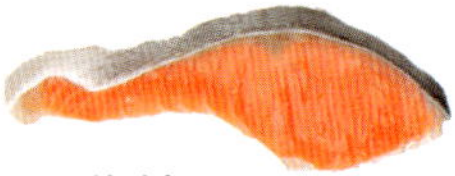

塩鮭

糖質	0.1g
たんぱく質	22g

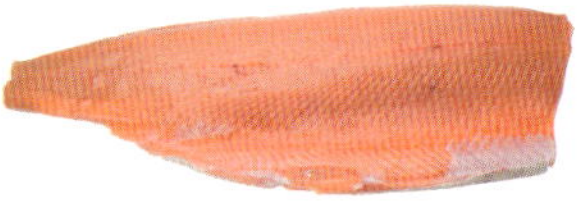

サーモン

糖質	0.1g
たんぱく質	22g

青魚

オメガ3脂肪酸であるDHA（ドコサヘキサエン酸）・EPA（エイコサペンタエン酸）が豊富。

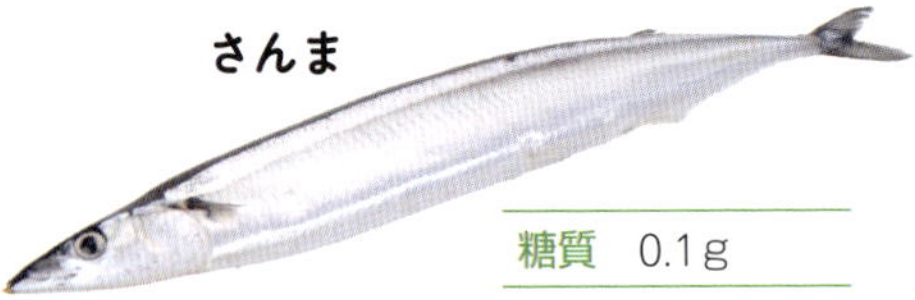

さんま

糖質	0.1g
たんぱく質	19g

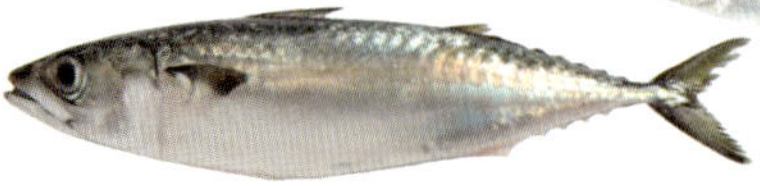

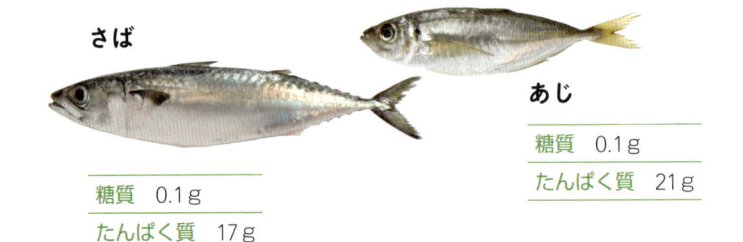

さば

糖質	0.1g
たんぱく質	17g

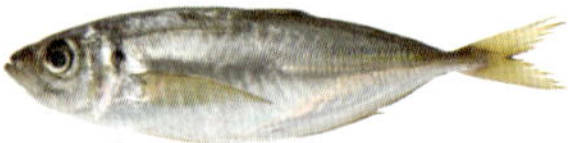

あじ

糖質	0.1g
たんぱく質	21g

貝

カルシウム、鉄分などのミネラルや、ビタミン、が豊富。抗酸化作用のあるタウリンも豊富です。

あさり

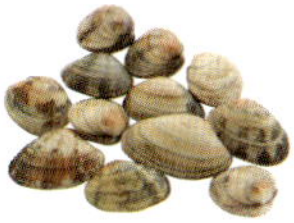

糖質　0.4g
たんぱく質　6g

ホタテ

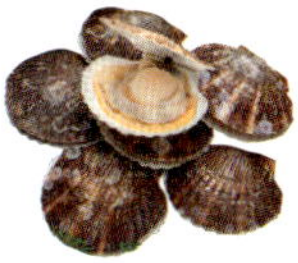

糖質　1.5g
たんぱく質　14g

赤身魚

まぐろのDHAの含有量は魚の中でもNo.1。生でも焼いても積極的に摂りたい食材です。

まぐろ

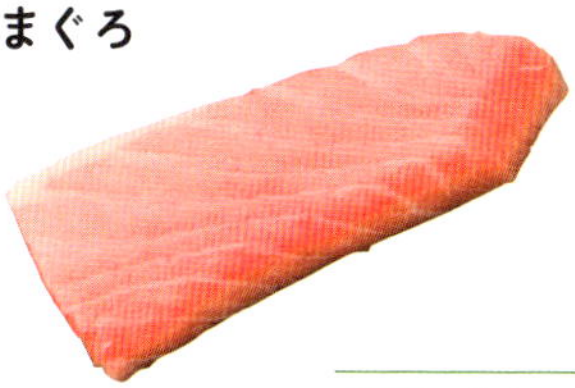

糖質　0.1g
たんぱく質　22g

えび・いか・たこ

タウリン、コラーゲンが豊富。老化を防ぐビタミンE、免疫力をアップする亜鉛も。

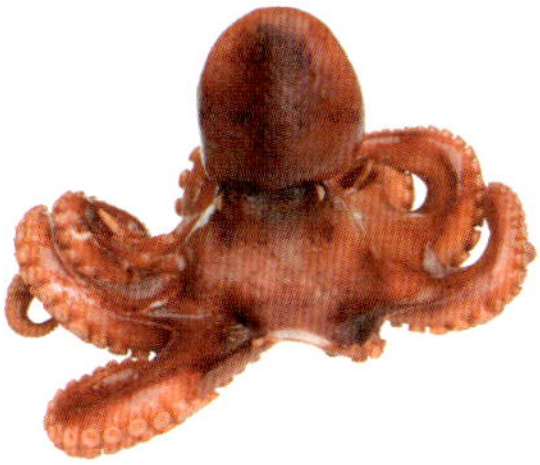

たこ

糖質　0.1g
たんぱく質　16g

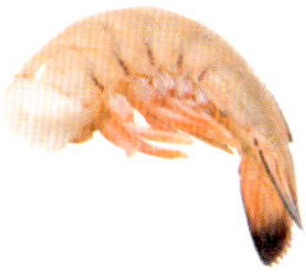

えび

糖質　0g
たんぱく質　22g

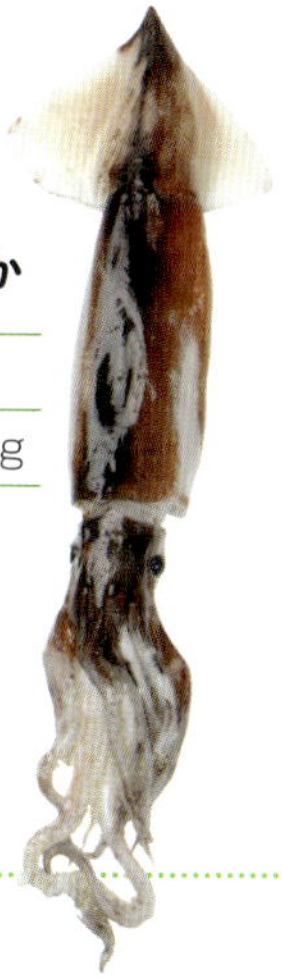

いか

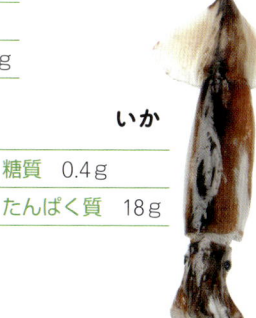

糖質　0.4g
たんぱく質　18g

加工魚

高たんぱく低脂肪。ビタミンD、ビタミンB6、ナイアシン、パントテン酸が豊富。

スモークサーモン

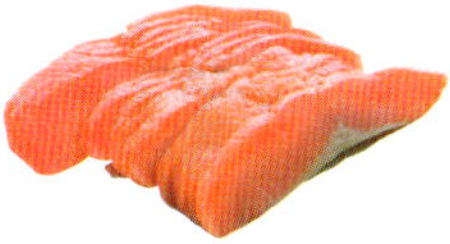

糖質　0.1g
たんぱく質　26g

豆腐 卵

積極的に摂りたいたんぱく源 糖質が低く腹もちもいい

卵は必須アミノ酸がバランスよく含まれた完全栄養食品。豆腐などの大豆製品は、低カロリー高たんぱく質。安価で手軽に使える食材です。

※表示はすべて100gあたりの含有量

豆腐

高たんぱく質で、カルシウム、ビタミンE、マグネシウム、鉄分、カリウムを多く含みます。

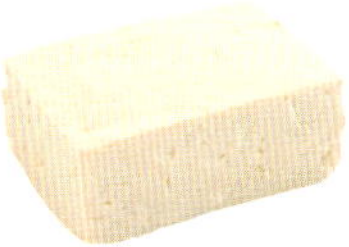

木綿豆腐

糖質	5.1g
たんぱく質	15g

絹ごし豆腐

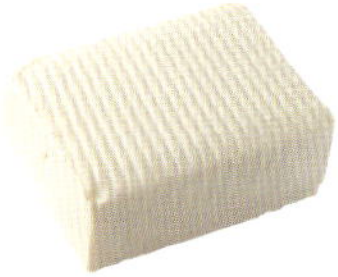

糖質	3.6g
たんぱく質	20g

高野豆腐

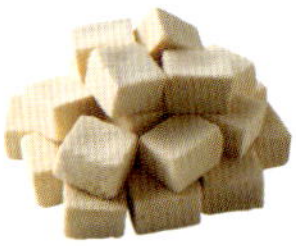

糖質	0.8g
たんぱく質	10g

卵

ヒヨコを育てるための栄養がすべて含まれている、完全栄養食品。

卵

糖質	0.2g
たんぱく質	6g

大豆加工品

ノンコレステロール。必須アミノ酸がバランスよく含まれた良質なたんぱく質が豊富。

油揚げ

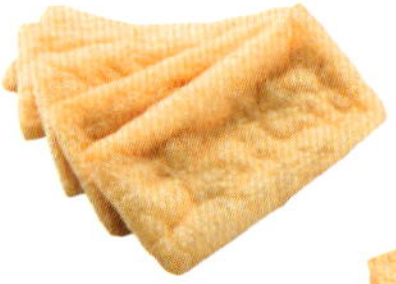

糖質	0.8g
たんぱく質	11g

おから

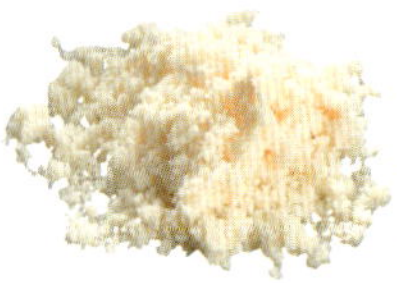

糖質	2.3g
たんぱく質	6g

厚揚げ

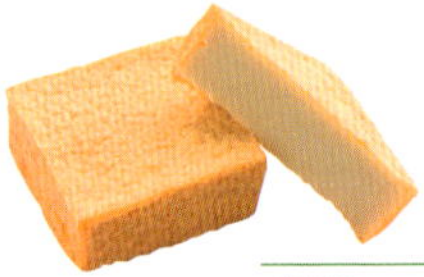

糖質	0.3g
たんぱく質	14g

野菜 海藻 きのこ類

糖質の多い野菜を知って賢く選択 味付けにも注意して

たっぷり食べてほしい野菜ですが、意外に糖質の多いものがあり要注意。品種改良で糖度が増えている野菜もあります。糖質量を知って賢く選びましょう。

※表示はすべて100gあたりの含有量

ブロッコリー

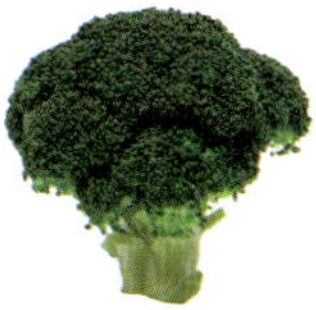

糖質　0.8g
たんぱく質　4.3g

ほうれん草

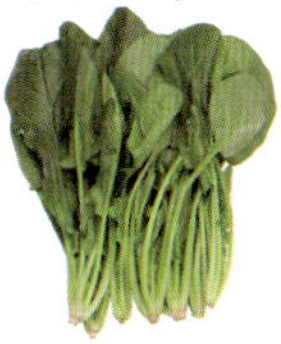

糖質　0.3g
たんぱく質　2.2g

レタス

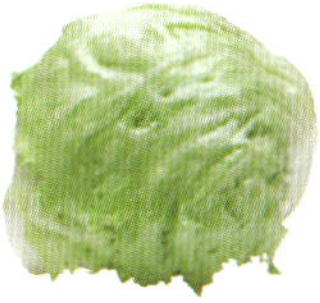

糖質　1.7g
たんぱく質　0.6g

キャベツ

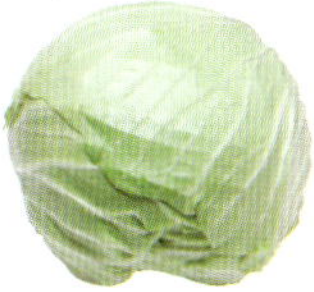

糖質　3.4g
たんぱく質　1.3g

ピーマン

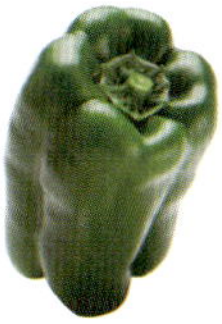

糖質　2.8g
たんぱく質　0.9g

パプリカ（1個100g）

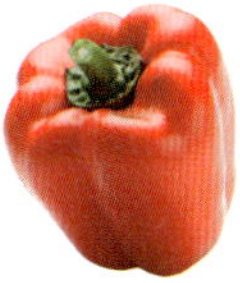

糖質　5.6g
たんぱく質　1.0g

にんじん

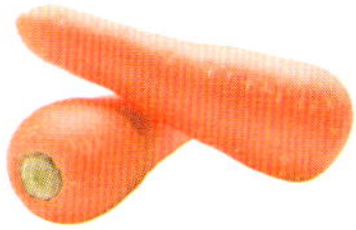

糖質　6.5g
たんぱく質　0.7g

トマト

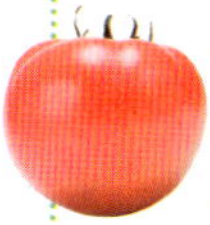

糖質　3.7g
たんぱく質　0.7g

プチトマト

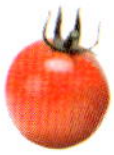

糖質　5.8g
たんぱく質　1.1g

ナス

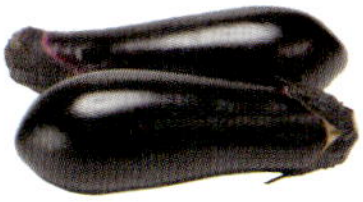

糖質　2.9g
たんぱく質　1.1g

大根

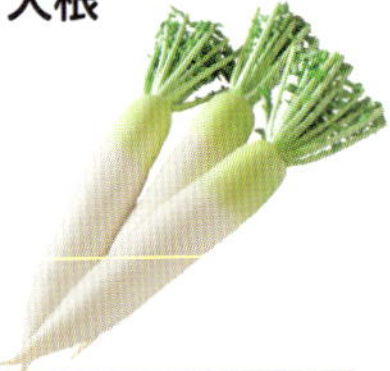

糖質　2.7g

たんぱく質　0.5g

ねぎ

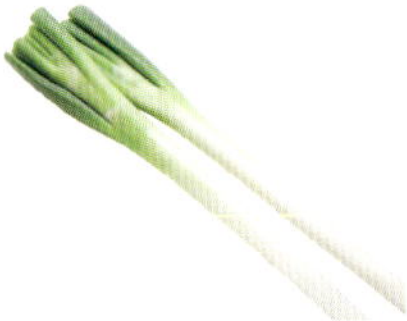

糖質　5.8g

たんぱく質　1.4g

もやし

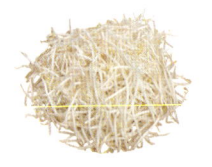

糖質　1.3g

たんぱく質　1.7g

ごぼう

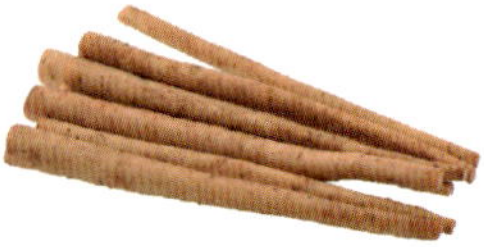

糖質　9.7g

たんぱく質　1.8g

玉ねぎ

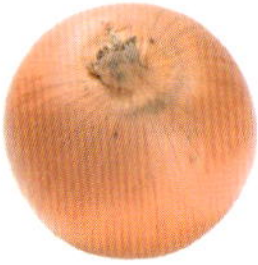

糖質　7.2g

たんぱく質　1.0g

ゴーヤー

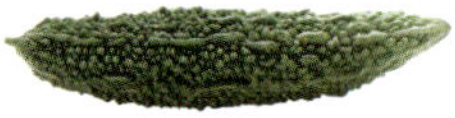

糖質　1.3g

たんぱく質　1.0g

ひよこ豆

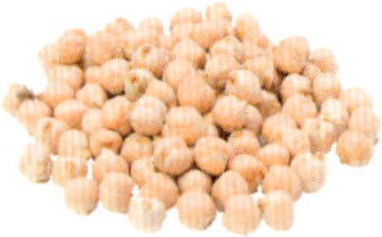

糖質　15.8g

たんぱく質　9.5g

じゃがいも

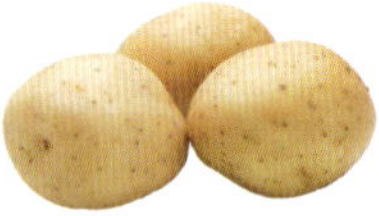

糖質　16.3g

たんぱく質　1.6g

長いも

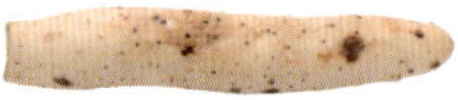

糖質　12.9g

たんぱく質　2.2g

里いも

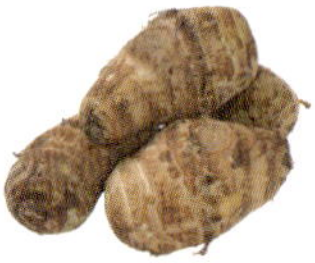

糖質　10.8g

たんぱく質　1.5g

さつまいも

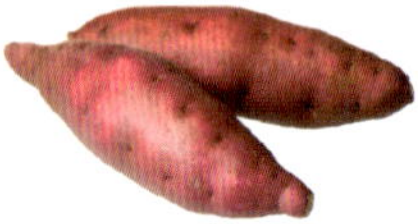

糖質　29.7g

たんぱく質　1.2g

かぼちゃ

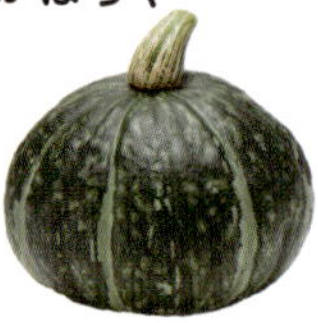

糖質　17.1g

たんぱく質　1.9g

しらたき

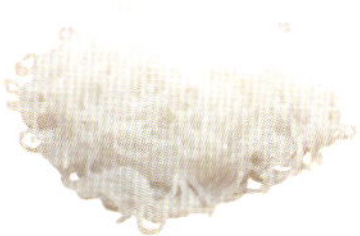

糖質　0.1g
たんぱく質　0.2g

こんにゃく

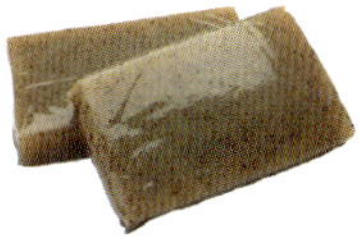

糖質　0.1g
たんぱく質　0.1g

わかめ

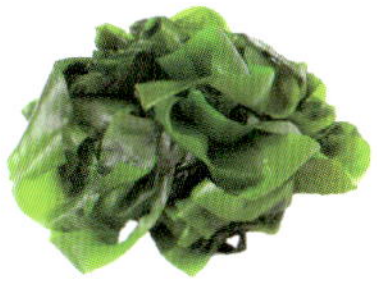

糖質　2.0g
たんぱく質　1.9g

えのき

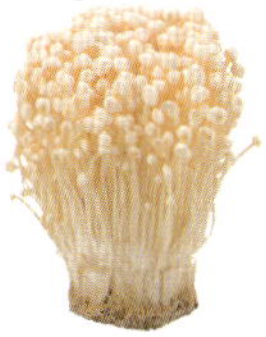

糖質　3.7g
たんぱく質　2.7g

しめじ

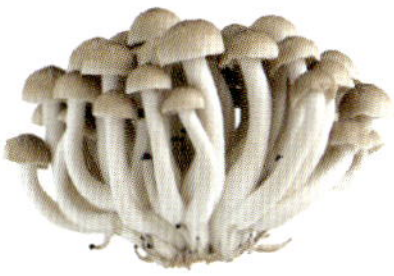

糖質　1.3g
たんぱく質　2.7g

マッシュルーム

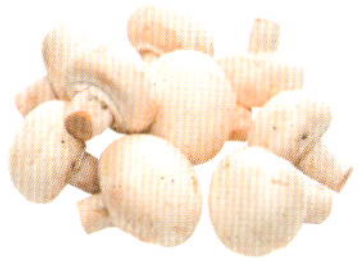

糖質　0.1g
たんぱく質　2.9g

しいたけ

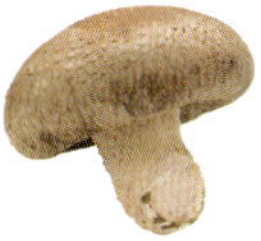

糖質　1.5g
たんぱく質　3.0g

まいたけ

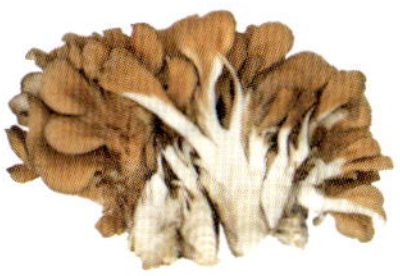

糖質　0.9g
たんぱく質　2.0g

なめこ

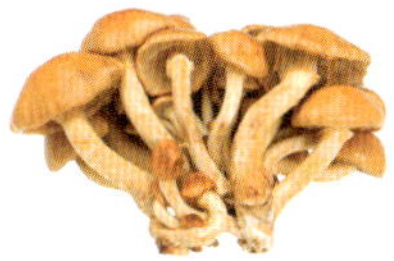

糖質　1.9g
たんぱく質　1.7g

干しひじき

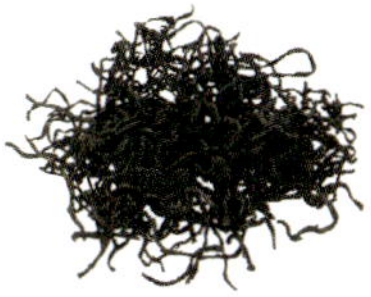

糖質　6.6g
たんぱく質　9.2g

めかぶ

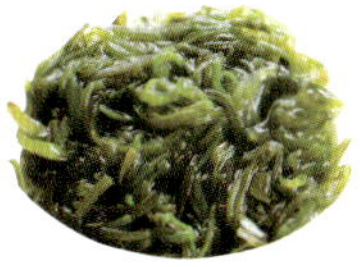

糖質　0.0g
たんぱく質　0.9g

もずく

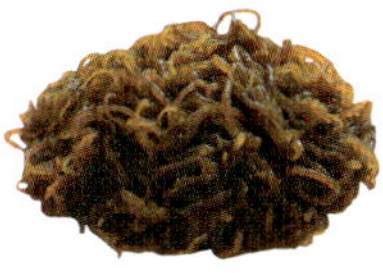

糖質　0.0g
たんぱく質　0.3g

外食・コンビニ食の正しい選択はこれ！

外食のメニュー選びは慎重に。肉や魚はステーキ、ソテー、グリルなどシンプルに調理したものを。付け合わせのポテト、コーンは控えめに。ソースやたれには糖質が使われていることが多いので、少なめか別添えのものがベター。

ファミレス編

ファミリーレストランはバリエーション豊富なので選びやすいですね。サラダ、肉を中心に、単品で注文し、ご飯やパンはなしで。

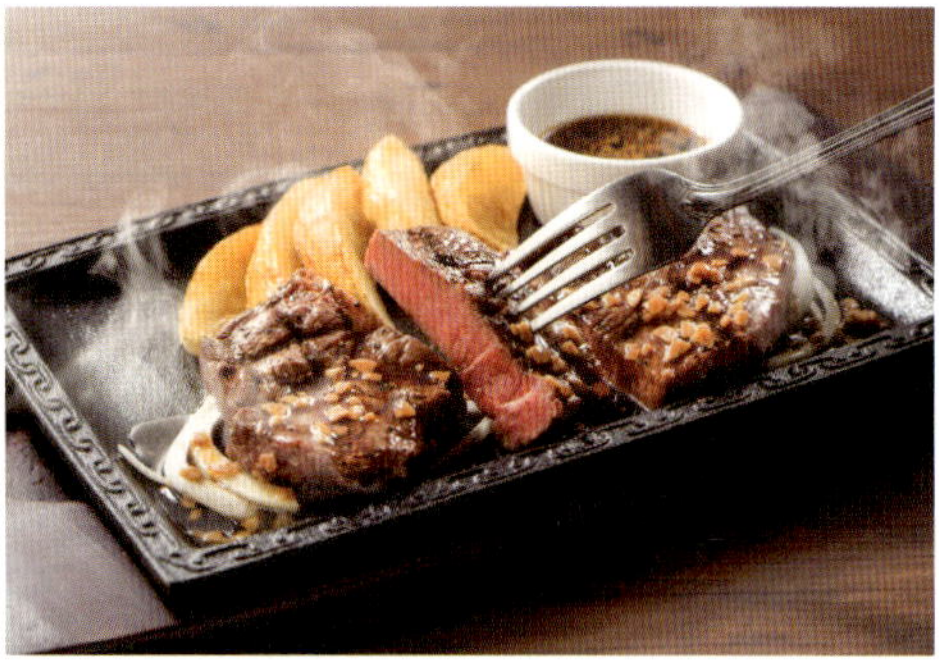

牛赤身ステーキ
（熟成ロース 225g）

塩・コショウで味付けしただけのシンプルなステーキは、安心して食べて OK。ただし、とろみのあるブラウンソースや甘辛ソースは糖質が入っているので避けて。付け合わせのポテトやコーンは控えめに。

シーザーサラダ
（温泉卵のシーザーサラダ）

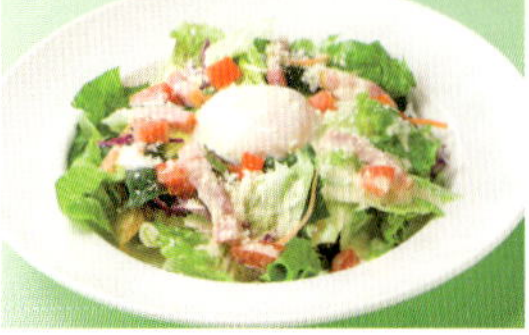

たっぷり野菜と、卵のたんぱく質、粉チーズがバランスのいい組み合わせ。卵は食物アレルギーのもとになるので、食べるのは 3 日に 1 回程度に。

和風ハンバーグ
（さっぱり大葉おろしの和風ハンバーグ）

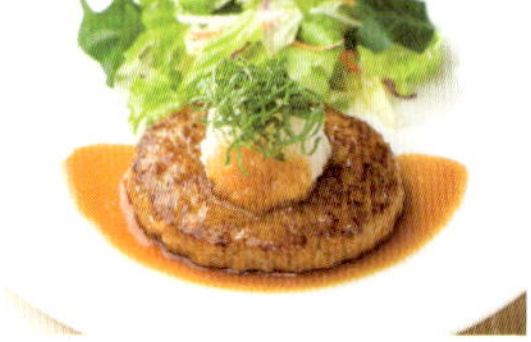

ハンバーグは、つなぎにパン粉を使っているものは控えめに。「つなぎ未使用」と明記しているものなら安心。ドミグラスソースなどとろみのあるソースも NG。

※商品写真はイメージです。
調理方法は異なります。

※写真提供：株式会社すかいらーく
（cafe レストランガスト、ステーキガスト）

和風サラダ
（豆腐となすの和風サラダ）

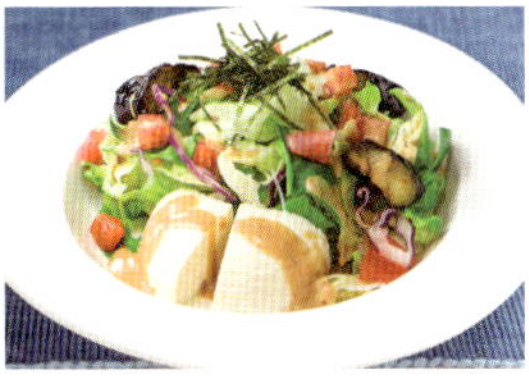

豆腐は良質のたんぱく質と脂質を含み、しかも低脂肪。ビタミン、ミネラル、食物繊維も豊富です。ナスは皮の色素成分に抗酸化作用がありお肌の老化やガンの予防に。

エビとアボカドのサラダ
（アボカドシュリンプサラダ）

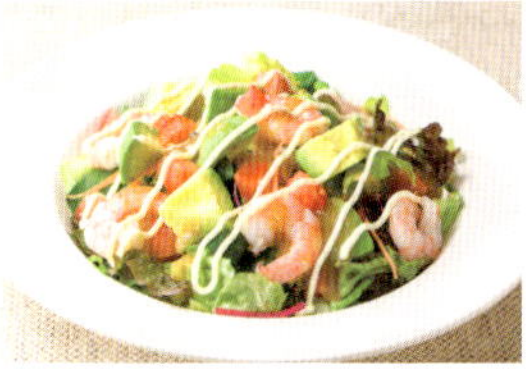

アボカドは、脂肪を分解するビタミンB2、抗酸化作用のあるビタミンE、食物繊維などが豊富。エビは高たんぱく質低脂肪。抗酸化作用のあるアスタキサンチンも豊富です。

ほうれん草とベーコンのソテー
（ほうれん草ベーコン）

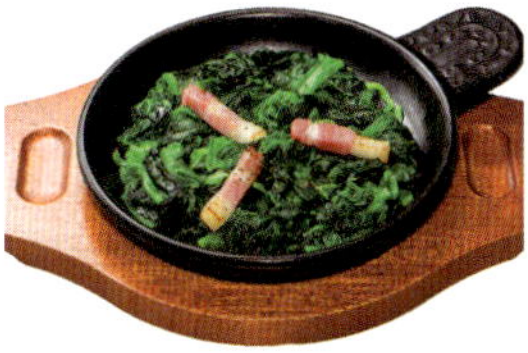

ほうれん草のβ-カロテンは油で調理することでより吸収しやすくなります。ベーコンと炒めることで、たんぱく質と野菜が同時に食べられてGOOD。

ソーセージグリル
（2種のソーセージグリル）

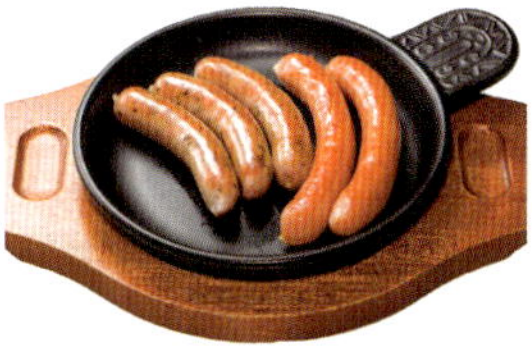

アラカルトやサイドディッシュのページは選ぶもの多し。野菜も一緒にたっぷり摂りましょう。たんぱく源となりそうなものは、できれば加工食品ではなく素材に近いものを。

豚肉の生姜焼き
（ポーク生姜焼き和膳）

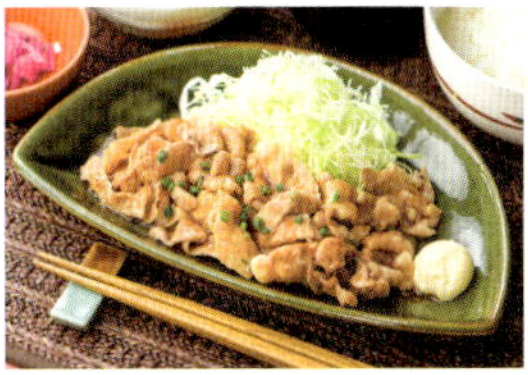

定食の場合、ご飯は控えめに。代わりに小鉢はミニサラダを。できるだけ単品で頼みます。ただし、生姜焼きにはみりんが使われていることが。1日の糖質上限量は意識して。

若鶏のグリル
（若鶏のグリルガーリックソース）

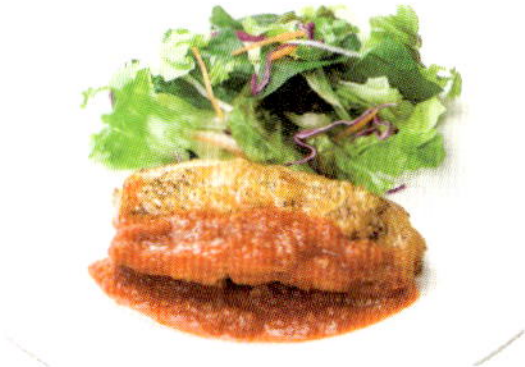

鶏肉は豚や牛よりも脂肪分が少ないのが特徴。鶏肉の中でも若鶏はビタミンAが多いです。脂質が多い皮の部分も、グリルにすることで余分な脂が落ちてGOOD。

居酒屋編

肉、魚はシンプルな塩焼きやグリルを選んで。魚の開きはみりんを使用しているものが多いので要注意。鍋物などのたれは甘味料が入っているので、塩やしょうゆでつくりましょう。

四元豚の冷しゃぶサラダ

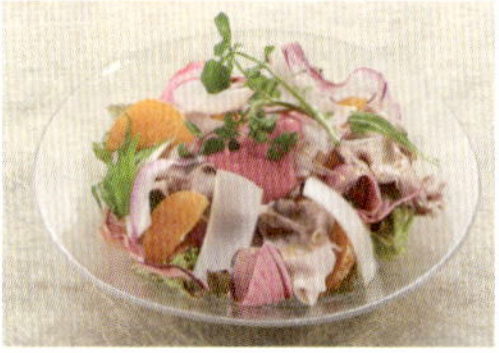

さっとゆでて脂を落とした豚しゃぶはさっぱりしていくらでも食べられます。栄養素も高く、疲労回復に効くビタミンB1が牛肉の10倍。脳の働きを活発にするB12も豊富です。

生ハムとロメインレタスのシーザーサラダ

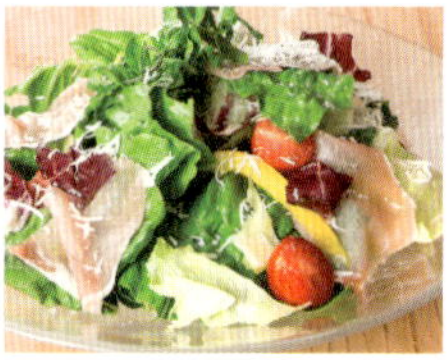

野菜たっぷりのサラダは、イントロのメニューとしてオススメ。生ハムは、熟成することにより栄養素が増した高たんぱく質低カロリーの健康食品。

手造り炙り厚揚げ焼き

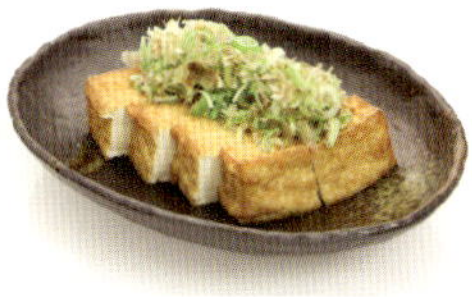

豆腐を油で揚げた厚揚げは、水分が抜けた分、豆腐よりも栄養が凝縮。同量の木綿豆腐と比べると、カルシウムは約2倍、鉄分は3倍、たんぱく質は5倍に。

しらすたっぷり薬味豆腐

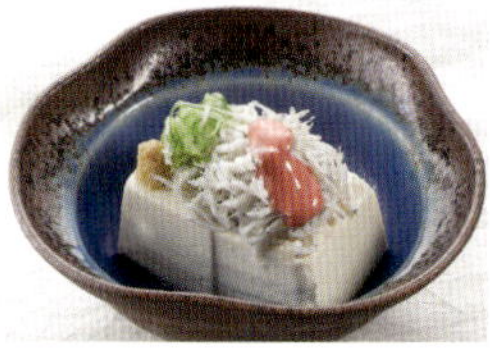

大豆製品は女性ホルモンのバランスを整えてくれるイソフラボンが豊富。豆腐は良質のたんぱく質と脂質を含み、しかも低脂肪。しらすはカルシウムとオメガ3脂肪酸がたっぷり。

お新香盛り合わせ

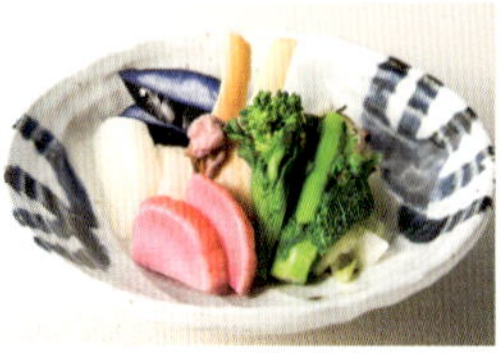

お新香は、低カロリーで食物繊維が豊富。植物性乳酸菌が腸内の善玉菌を増やしてくれます。ただし、甘味料を添加していることがあるので要注意。自家製のお新香ならOK。

エイヒレ炙り焼

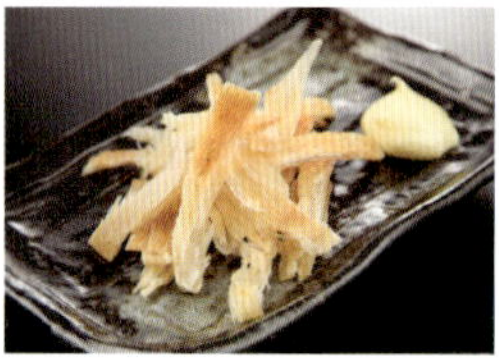

エイヒレはコラーゲン、カリウム、ナトリウム、リン、ビタミンB群など意外に栄養豊富。美肌によいだけでなく、骨を丈夫にしてくれます。

※写真提供：株式会社ラムラ（土風炉）

蕎麦屋の鴨ねぎ焼

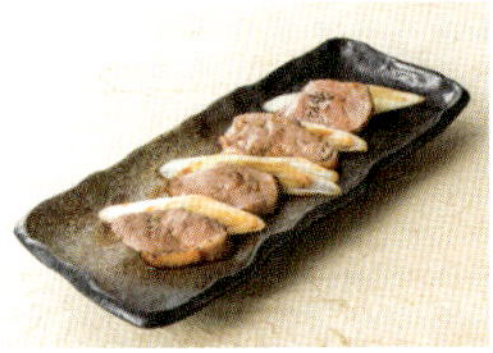

鴨はビタミン B2 が豊富で、エネルギーの代謝をよくし、鉄分や、コレステロールを下げる不飽和脂肪酸も豊富。長ねぎと一緒に食べることで、より栄養の吸収がスムーズに。

馬刺し 3 種盛合せ

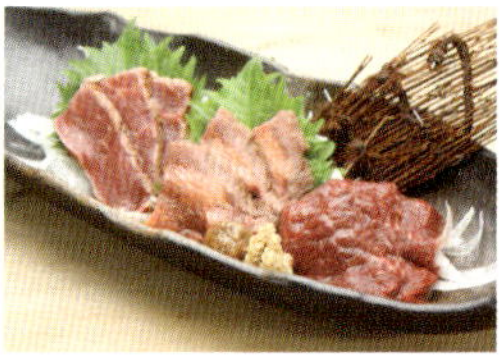

馬刺しは、牛肉や豚肉の約 3 分の 1 と低カロリーなのに、コラーゲンはなんと約 3 倍！ミネラルたっぷり、鉄分も豊富なヘルシーで優秀な食材です。たれは糖質に注意。

ゴーヤチャンプル

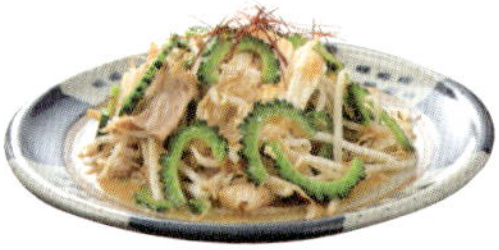

ゴーヤの苦み成分は、胃腸の粘膜を保護し食欲を増進してくれるので夏バテ時に最適。加熱に強いビタミン C、カルシウム、鉄分、食物繊維も豊富です。

北海道湧別産 活ホタテ磯焼

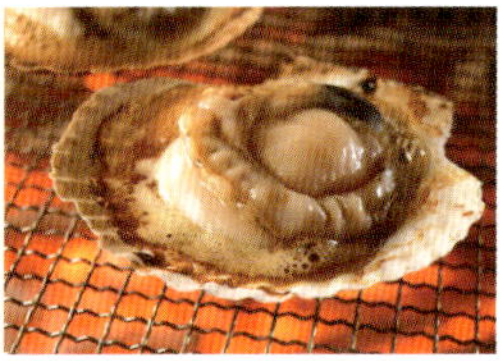

高たんぱく低脂肪のホタテ。コレステロールを抑制するタウリンもたっぷりと含まれています。眼精疲労の回復にも効果的。積極的に摂りましょう。

自家製〆さばのバッテラ鮨

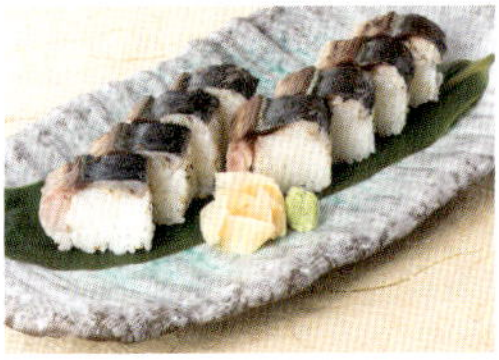

DHA･EPA、ビタミン B2・B12・D などが豊富なさば。酢でしめることでさらに栄養価が高まります。酢飯は糖質が高いので、個数を控えるか、さばだけを食べるメニューに。

牛すじもつ煮込み

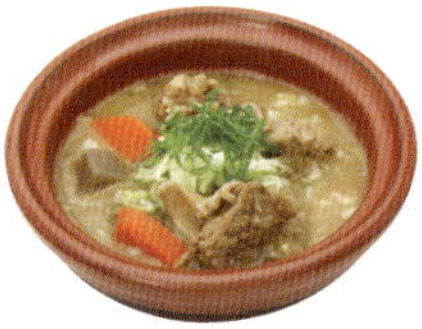

ミネラル、ビタミンが豊富、コラーゲンもたっぷり含まれています。免疫力を高め、貧血予防や疲労回復にも効果的です。体もあたたまって、オススメ。

コンビニ編

コンビニの食材だけでできちゃう！
麻生流ワンプレート

サンドイッチや麺類、パスタ類、どんぶりものは NG。お弁当は、おそうざいにみりんや砂糖を使っているものが多いので注意。単品を賢く選んでワンプレートメニュー風に組み合わせるのがオススメです。ラベルをよく見て、たんぱく質と糖質量を計算しましょう。

その① サラダチキン＋野菜サラダ＋チーズ

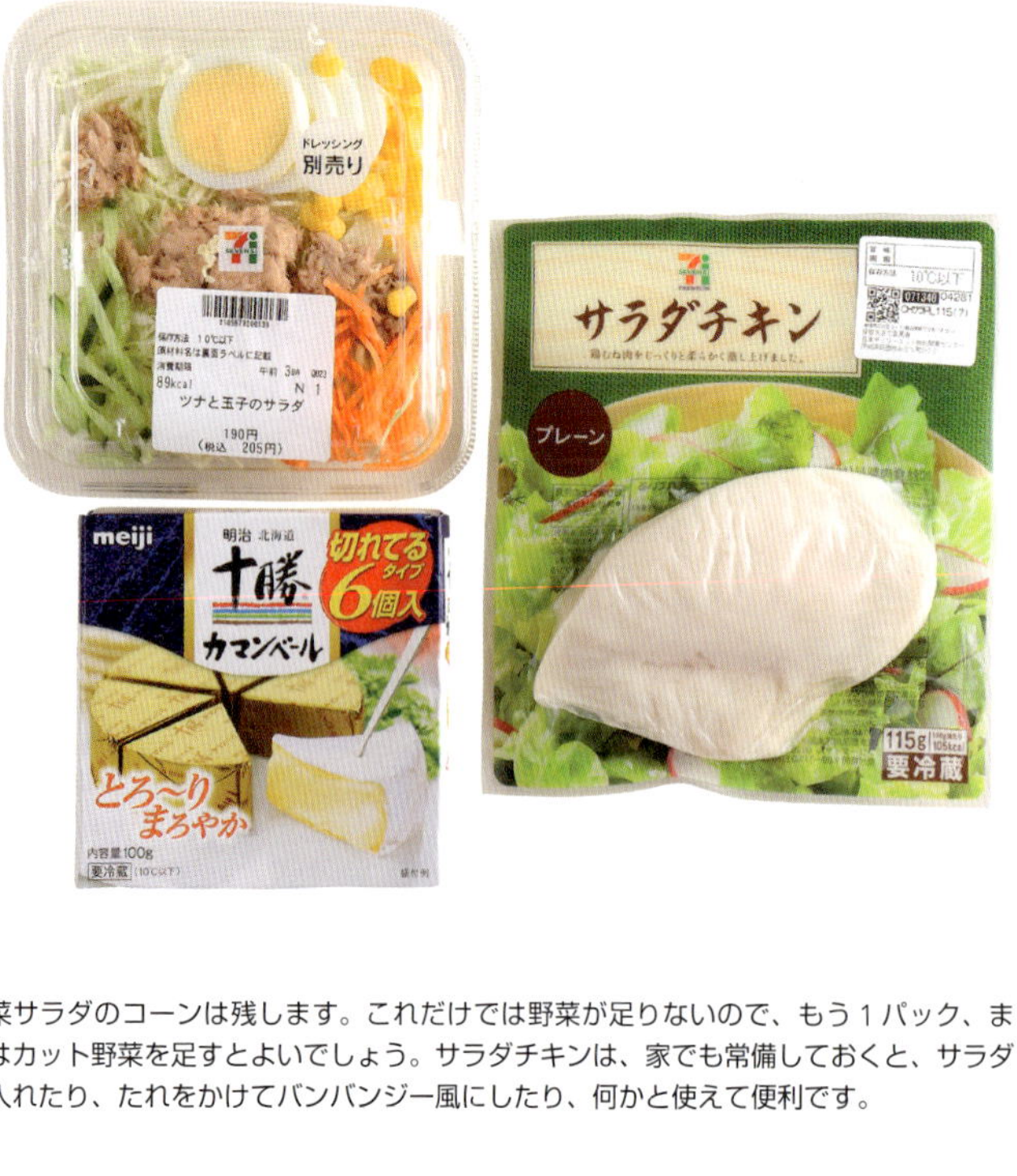

野菜サラダのコーンは残します。これだけでは野菜が足りないので、もう１パック、またはカット野菜を足すとよいでしょう。サラダチキンは、家でも常備しておくと、サラダに入れたり、たれをかけてバンバンジー風にしたり、何かと使えて便利です。

その② 千切りキャベツ＋若鶏の炭火焼＋ゆでたまご

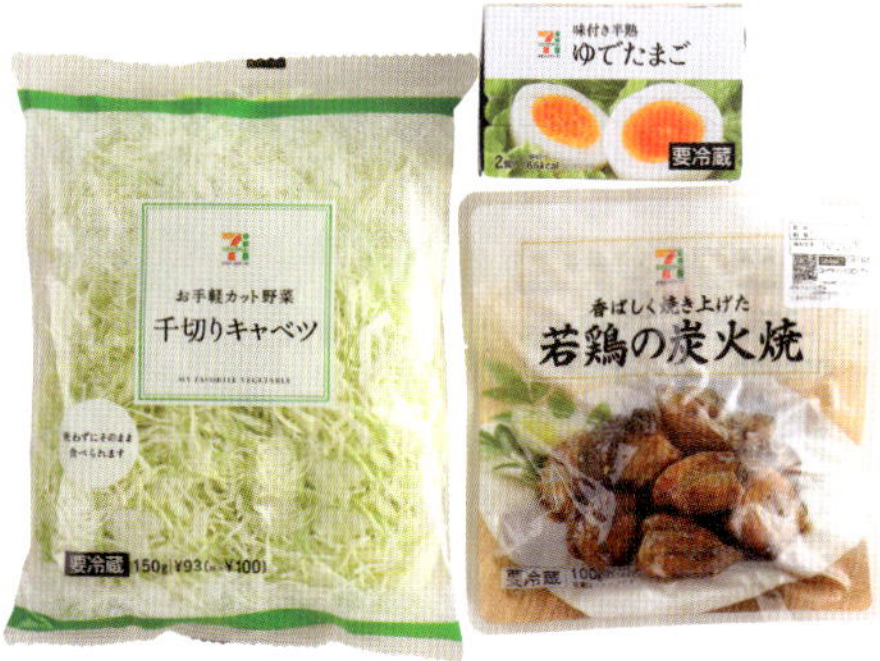

シンプルな炭火焼の若鶏。塩味ならなおベター。キャベツ、若鶏、卵を盛り付ければ、りっぱなお弁当に。たんぱく質が足りないなら納豆や冷奴を足してもいいでしょう。さばの水煮缶もオススメ。たんぱく質量は、ラベルに表示されているので目安にしてみて。

その③ 野菜サラダ＋鮭＋納豆＋ひじき煮

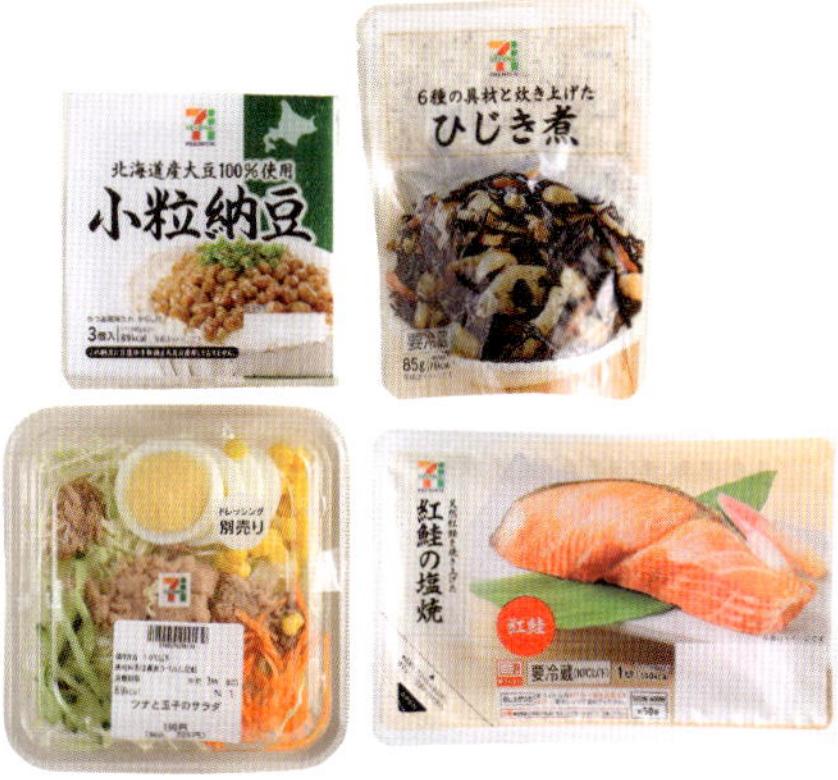

魚は、塩焼きなら何でもいいでしょう。味噌煮や西京焼は調味料に糖質が入っているので避けます。さば缶や鮭の中骨缶もオススメ。野菜は千切りカット野菜でも。ビタミン、ミネラル豊富、大豆入りでたんぱく質も豊富なひじき煮は糖質オーバーに気を付けて。

焼肉編

肉を網で焼くだけのシンプル調理の焼肉は、ロカボダイエットに最適。じゃんじゃん肉を食べてください。たれには砂糖やみりんが使われていることがあるので、できればしょうゆや塩味で。

生野菜

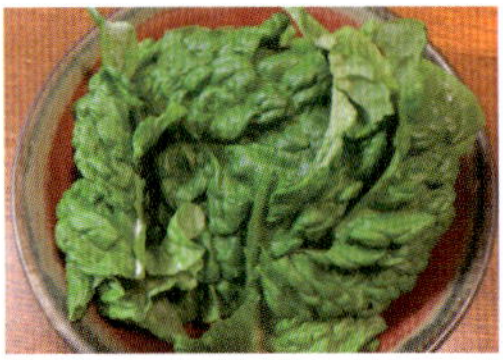

お肉は、サンチュやえごま葉で巻いて食べると野菜もたっぷり摂れるのでオススメです。生野菜のサラダや生キャベツをパリパリ食べながらでもOK。

牛・豚・鶏・羊

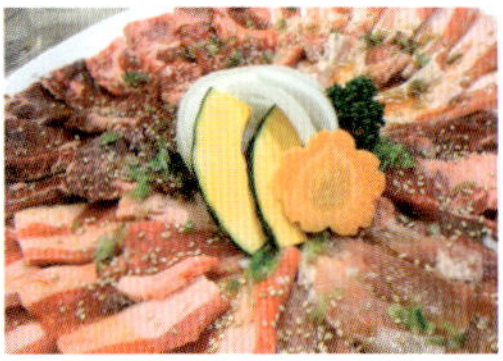

肉はとにかくガッツリ食べて。とくに羊は、たんぱく質のバランスが他の肉に比べてダントツによく、脂肪燃焼に必要なL-カルニチンも豊富。鉄分やカルシウムも豊富です。

ナムル

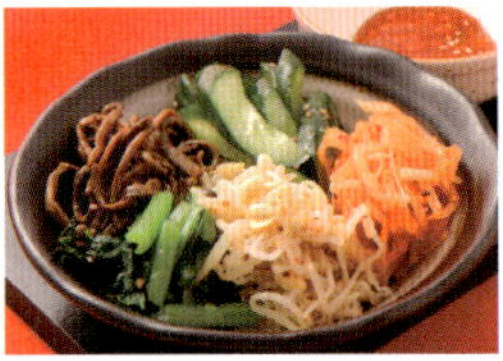

大豆もやし、山菜、青菜、きのこ類をさっとゆでて塩コショウだけで味付けしたナムルは栄養たっぷり。特に大豆もやしは、ビタミンB、カリウム、食物繊維が普通のもやしの倍！

豚足

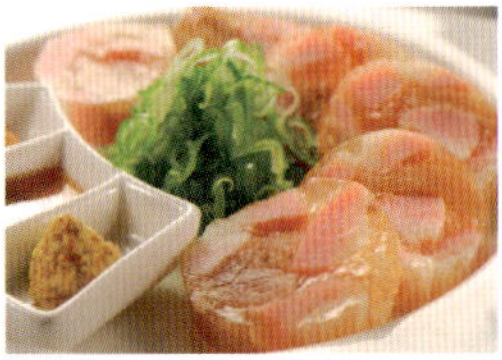

豚足のゼラチン質は、良質なたんぱく質がたっぷり。筋肉の合成を助けるアミノ酸であるロイシンとアルギニンが豊富。美肌によいコラーゲン、エラスチンも多く含まれています。

わかめスープ

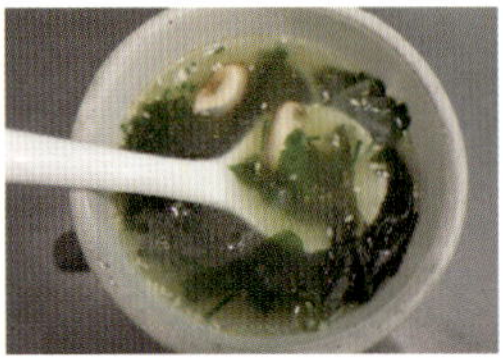

わかめには、ビタミン、ミネラルがたっぷり。食物繊維や鉄分、カルシウムも豊富。新陳代謝を活発にするヨウ素も多く含まれています。

焼き野菜

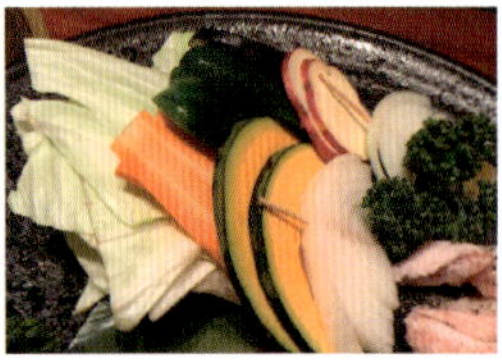

キャベツ、ピーマン、きのこ類はたっぷり食べてOK。糖質の多い根菜類は控えるか、避けます。かぼちゃはとくに要注意です。

定食屋編

お刺身や焼き魚定食、豚肉、鶏肉、牛肉はシンプルに焼いたものを中心に。ご飯は控えましょう。代わりに、冷奴、おひたし、納豆、サラダなどのサイドメニューを。煮魚、煮物などは味付けに砂糖を使っているので避けて。

OK

刺身定食

脂ののった旬の魚ならより GOOD。単品で野菜をプラスします。ご飯はナシで。

焼きさば定食

焼き魚、塩焼きはオススメ。単品で野菜をプラスします。ご飯はナシで。

肉野菜炒め定食

野菜を炒めると量が摂れるのがうれしい。もちろんご飯はナシで。

NG

さば味噌定食

煮魚はみりんが味付けに使われているのでNG。

チゲ鍋

チゲは、甘味料が使われている場合があるので注意。

トンカツ定食

パン粉のついているトンカツは NG。ソースなどの加工調味料も、糖質が多く含まれており、避けたいところ。

洋食屋編

肉料理、魚介類は、食材そのものを生で、あるいは焼いたり蒸したりしただけのシンプル調理のものがオススメです。イタリア料理、フランス料理、地中海料理、シュラスコ料理は選べるものもたくさん。

OK

サラダ

野菜サラダなら何でも OK。ドレッシングに糖質が添加されている場合があるので注意。

バーニャカウダ

根菜注意。チーズタイプは片栗粉入りの場合も。オイルタイプは OK。

肉・魚のグリル

肉や魚を塩・コショウだけでシンプルに調理したグリル・ステーキはいくら食べてもOK。
※その他、生ハム、オリーブ、チーズも OK

NG

ビーフシチュー・クリームシチュー

とろみのあるルウには、小麦粉などが使われているので NG。

ミネストローネスープ

糖質の多い根菜が多く、具にマカロニが入っていることも。

パスタ・ピザ

糖質の多いパスタ類、ピザやパンなどの炭水化物は NG。

中華料理編

良質のたんぱく質を含む肉類、魚介類が豊富な中華料理ですが、酢豚など、片栗粉が使われているものは避けて。回鍋肉など、味付けに砂糖が使われているものもNG。点心も皮に小麦粉や白玉粉が使われています。

OK

バンバンジー

鶏むね肉は低カロリー高たんぱく。エネルギー代謝を促すビタミンB類も豊富。

チンジャオロース

牛肉とピーマンの細切り。お肉と野菜を一緒にたくさん食べられる。

素揚げ

ナッツがまぶしてある揚げや素揚げはOK。

NG

点心類

小麦粉や白玉粉などでつくられた皮が使われているのでNG。

中華炒め物

八宝菜など、とろみのある料理は片栗粉がNG。

煮物

豚の角煮など甘辛は砂糖がNG。

天津飯、あんかけ焼きそば

ご飯ものとあんのダブルはもちろんNG。

飲み物編

水分は、基本的には甘くないお水かお茶で。甘い清涼飲料水はすべてNG。野菜や果物のジュースは自家製ならOK。お酒も甘い物やビール、日本酒は避け、飲むならワインか焼酎、ウイスキーなどを。

OK

緑茶・ウーロン茶・麦茶・コーヒーなど

甘くない飲み物なら何でもOK。

自家製の野菜ジュース

市販の野菜ジュースは糖質量多し。自家製で、甘みを加えず。

辛口ワイン・焼酎・ウィスキー

辛口のものを少しならOK。割る場合は水、炭酸水、お湯、お茶など無糖のもので。

NG

スポーツドリンク・アミノ酸飲料など

人工甘味料が添加されている。

酎ハイ、カクテル

甘いお酒はNG。

日本酒・ビール・梅酒・紹興酒

醸造酒は、糖質が多く含まれているのでNG。

たんぱく質量チェック！

1週間
ダイエットノート

慣れるまでは自分のダイエットをレコーディングしておきましょう。体重はあまり気になるようなら測らなくても問題ありませんが、最初の目標値だけは出しておいたほうがベター。記入は正確に。

ダイエットノートをつけよう！

● まずは1週間、記録してみる

ダイエットをしていて効果が現れない……もしかすると、「しているつもりになっている」だけかもしれません。意識せずにちょこちょこ口にするあめ玉やチョコレートも、立派な糖質です。導入期の1週間は、食べるものを完全にコントロールする必要があります。食事を中心に記録しましょう。

● このノートの使い方

まずは目標体重を決めます。このとき、体重の1～2kgの増減が必要以上に気になるようなら、記録しなくてもかまいません。大切なのは食事の内容です。P177以降に、素材ごとの糖質、たんぱく質量のチェック表があります。1回の食事で栄養素をどれだけ摂ったのか、確認するクセをつけましょう。

その他、SNACKやWORKOUTは、体重と同様、必須項目ではありません。導入期は食事に集中してかまいませんが、余裕が出てきたら記録しましょう。

/

(　　)

体重

体脂肪

除脂肪体重

□お通じ

□ケトン体チェック

BREAKFAST		たんぱく質 糖質
LUNCH		たんぱく質 糖質
DINNER		たんぱく質 糖質

SNACK

WORKOUT

/

(　　)

体重

体脂肪

除脂肪体重

□お通じ

□ケトン体チェック

BREAKFAST		たんぱく質 糖質
LUNCH		たんぱく質 糖質
DINNER		たんぱく質 糖質

SNACK

WORKOUT

/

( )

体重

体脂肪

除脂肪体重

□お通じ

□ケトン体チェック

BREAKFAST		たんぱく質 糖質
LUNCH		たんぱく質 糖質
DINNER		たんぱく質 糖質

SNACK

WORKOUT

/

(　　)

体重

体脂肪

除脂肪体重

□お通じ

□ケトン体チェック

BREAKFAST		たんぱく質 糖質
LUNCH		たんぱく質 糖質
DINNER		たんぱく質 糖質

SNACK

WORKOUT

/

(　　)

体重

体脂肪

除脂肪体重

□お通じ

□ケトン体チェック

BREAKFAST		たんぱく質 糖質
LUNCH		たんぱく質 糖質
DINNER		たんぱく質 糖質

SNACK

WORKOUT

/

(　　)

体重

体脂肪

除脂肪体重

□お通じ

□ケトン体チェック

BREAKFAST		たんぱく質 糖質
LUNCH		たんぱく質 糖質
DINNER		たんぱく質 糖質

SNACK

WORKOUT

/

( )

体重

体脂肪

除脂肪体重

□お通じ

□ケトン体チェック

BREAKFAST		たんぱく質 糖質
LUNCH		たんぱく質 糖質
DINNER		たんぱく質 糖質

SNACK

WORKOUT

おわりに

「お肉を食べているのにどうしてやせるんだろう？」

38歳の頃、ご飯抜きで、大好きな冷しゃぶサラダと鍋料理を食べ続けていたら、自然と20kgの減量に成功した私は、その理由をずっと知りたいと思っていました。

当時は、低糖質やロカボに関して名称はおろか、概念さえなかった頃。やせた原因を追究するべく服部栄養専門学校に入学し、栄養士の資格を取りましたが、肉を食べるとやせるという理論は、栄養学の教科書には載っていませんでした。

普通、自己流のダイエットで20kgも落とせば、肌がカサカサしたり、顔色が悪くなったり、ひどい場合は生理が止まってしまったり、体のどこかにムリが生じてもおかしくありません。でも、やせた私は健康そのもの。肌も髪の毛にもハリがあって、体にはいつもパワーがみなぎっている感じ。リバウンドもなしです。

どうして？　なぜ？　長年、答えを探し求め、ようやくたどり着いたのが、ケトジェニックダイエット（ケトン体質ダイエット）の理論でした。

「これだ!!」

以降ケトジェニックダイエットを追究し続け、ついに私は、女性に向けたキレイにやせる「麻生式ロカボダイエット」を確立しました。

「麻生式ロカボダイエット」は、大きく分けると低糖質ダイエットのカテゴリーに入りますが、近年、言葉や名称が一人歩きしてしまい、きちんとした知識を身につけないまま安直にダイエットを実行に移してしまっている人が多いのも事実です。

「〝低糖質〟ダイエットだから、炭水化物を抜けばいいのね！」
違います。確かに体重は減るかもしれないけれど、これではリバウンドもしやすいし、何よりキレイにはやせられません。デリケートな体をもつ女性ならなおのこと、体が必要としている栄養素は、きちんと摂らなきゃダメなんです。

これまで約6000人にダイエット指導をしてきましたが、食べないダイエットが正義だと信じて疑わない人がどれだけ多かったことか。やせるためには、ちゃんと食べなければならないのに。

本書には、これまで別の低糖質ダイエットで挫折してしまった人も必ずやせてリバウンドしない、麻生式ロカボダイエットのセオリーを詰め込みました。

導入期は少しキツいと感じるかもしれませんが、最初の1週間をがんばることができたら、これまでと違う素敵な自分に出会える。そう強く信じてトライしてみてほしいのです。

そして、やせることだけでなく、食べることがいかに大切か、ということを知ってほしい。そう願ってやみません。どうかあなたのダイエットが成功しますように。

麻生れいみ

麻生れいみ式 ロカボダイエット

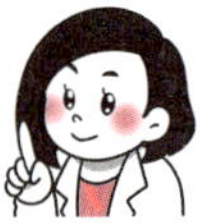

LOW CARBO DIET

1週間だけ本気出して、スルッと20キロ減！

著者　麻生れいみ

2016年 6月10日　初版発行
2018年11月 1日　2版発行

発行者　横内正昭
編集人　青柳有紀

発行所　株式会社ワニブックス
〒150-8482 東京都渋谷区恵比寿4-4-9 えびす大黒ビル
電話　03-5449-2711（代表）　03-5449-2716（編集部）
ワニブックスHP　http://www.wani.co.jp/
WANI BOOKOUT　http://www.wanibookout.com/

撮影　古島真理子
構成　早田昌美、石井栄子
装丁・デザイン　MARTY inc.
イラスト　かわベーコン
フードコーディネーター　大友育美

編集協力　高畑直子
校正　玄冬書林
マネジメント　名和裕寿（SDM）
編集　佐藤友美（ヴュー企画）
編集統括　吉本光里（ワニブックス）

印刷所　株式会社 美松堂
DTP　株式会社アレックス
製本所　ナショナル製本

本書で紹介した方法を実行した場合の効果には個人差があります。

また、持病のある人、現在通院している人は、事前に主治医に相談のうえ、実行してください。

定価はカバーに表示してあります。

落丁本・乱丁本は小社管理部宛にお送りください。送料は小社負担にてお取替えいたします。

ただし、古書店等で購入したものに関してはお取替えできません。

ISBN 978-4-8470-9458-3